マクロ
神経病理学
アトラス

新井信隆
東京都医学総合研究所神経病理解析室長

医学書院

●著者略歴

新井信隆（あらい のぶたか）

1982 年 3 月	横浜市立大学医学部卒業（以後 2 年間研修医）
1984 年 6 月	横浜市立大学医学部・病理学第二講座　助手
1989 年 11 月	東京都神経科学総合研究所・臨床神経病理研究室　主任研究員
1992 〜 1993 年	ロンドン大学精神医学研究所・神経病理　リサーチフェロー
1994 年 8 月	東京都神経科学総合研究所・臨床神経病理研究室　副参事研究員
2011 年 4 月	東京都医学総合研究所　脳発達・再生研究分野　分野長
2013 年 4 月	同上　副所長
2014 年 4 月	同上　副所長　神経病理解析室長
2019 年 4 月	同上　研究情報活用担当参事　神経病理解析室長

2011 年〜	都医学研・脳神経病理データベース管理者
	（2018 年　上記職務発明にて東京都知事表彰）
2010 〜 2017 年	日本神経病理学会・教育委員会　委員長
2017 年	第 58 回日本神経病理学会総会学術研究会　会長

マクロ神経病理学アトラス

発　行　2019 年 7 月 15 日　第 1 版第 1 刷ⓒ
著　者　新井信隆
発行者　株式会社　医学書院
　　　　代表取締役　金原　俊
　　　　〒113-8719　東京都文京区本郷 1-28-23
　　　　電話　03-3817-5600（社内案内）
印刷・製本　三美印刷

本書の複製権・翻訳権・上映権・譲渡権・貸与権・公衆送信権（送信可能化権
を含む）は株式会社医学書院が保有します.

ISBN978-4-260-02528-7

本書を無断で複製する行為（複写，スキャン，デジタルデータ化など）は，「私
的使用のための複製」など著作権法上の限られた例外を除き禁じられています.
大学，病院，診療所，企業などにおいて，業務上使用する目的（診療，研究活
動を含む）で上記の行為を行うことは，その使用範囲が内部的であっても，私的
使用には該当せず，違法です．また私的使用に該当する場合であっても，代行
業者等の第三者に依頼して上記の行為を行うことは違法となります.

JCOPY 〈出版者著作権管理機構　委託出版物〉
本書の無断複製は著作権法上での例外を除き禁じられています.
複製される場合は，そのつど事前に，出版者著作権管理機構
（電話 03-5244-5088，FAX 03-5244-5089，info@jcopy.or.jp）の
許諾を得てください.

序

　平成になって数年後の1992年，Prof. Peter L. Lantos 率いるロンドン大学精神医学研究所・神経病理研究室に留学した．小学校低学年の2人の子供と私たち，一家4人で成田を発ち，やがてロンドン・ヒースロー空港へ着陸した．直前に上空から見下ろした夕方の住宅地は，もう秋になっていたので日も早く暮れ，さらに，光量に乏しい黄色の街灯のためだろうか，暗闇に浮かぶ"古ぼけた電球の海"のように見えた．初めて目にする不思議な光景であり，それがロンドンであろうがなかろうが，そんな予備知識がなくとも，心に刻まれた．

　脳を見て初めて目が釘付けになったのは，それよりもずっと前の1984年に遡る．2005年に上梓した『神経病理インデックス』（医学書院）の序でも紹介した症例で観察した中脳黒質の不思議な色合いである．それまで中脳など数例しか見たことがなかった横浜市立大学病理の新米助手でも「これは何かあるに違いない」と直感的に思ったが，案の定，標本が出来上がってみると，当時未知の構造物で埋めつくされていた．

　①脆く黒ずんだ被殻，②赤茶色の淡蒼球，③灰色でぶよぶよの歯状核門，④出目金のようなオリーブ核，⑤あるはずが見当たらない尾状核，⑥失敗した茶碗蒸しの「す」のような大脳白質．どれもこれも，新米助手には，診断までは思いつかないが，初めて目にする，何かおかしな光景であり「ここで何が起きているんだろう？」と素朴な疑問が掻き立てられた．

　一方，脳脊髄の構造そのものの美しさにも，心を奪われる．①実体顕微鏡下に広がるくも膜下腔，②側脳室に凸に出っ張るなだらかな2つの丘のような尾状核と視床，③側脳室から第3脳室へと髄液の滝が落ちる洞窟の出口のようなモンロー孔，④視神経が交差したあと中脳を横から抱き抱えるように外側膝状体まで到達する視索，⑤まさに幼虫の腹のような小脳虫部，⑥織物の糸が扇のように広がる馬尾．例を挙げればきりがない．

　思わず，その美しさに息を呑む．普通ではない何かが潜んでいるに違いないと，探究心が沸々とわく．本書は，見た瞬間に心の奥底を揺さぶられる脳脊髄の写真集である．病理診断という便宜上の約束を超越した素の姿を最大限に大きく引き伸ばして満載したところが，本書の真骨頂である．ヒースローの上空から眺めた一生忘れられない光景のような，そんな画像を本書が読者に提供できるとすれば，大変嬉しく思う．

　構想から約4年．根気よく編集にお付き合いいただいた洲河佑樹氏，制作を担当していただいた玉森政次氏，永安徹也氏，そして，本書に限らず，いつも相談に乗っていただいている松本哲氏に感謝申し上げる．さらに，いつも支えていただいている神経病理解析室のスタッフ（敬称略：関絵里香，小島利香，江口弘美，関山一成，海津敬倫，植木信子，八木朋子，山西常美，赤松敬子）に心より御礼申し上げる．

　ここ10年近く，妻と過ごす夏休みは，市内中心部に向かうヒースローエクスプレスのターミナル駅，ロンドン・パディントン駅から始まる．直近数年，往復の機中で，映画もそこそこに本書の仕事をしていたが，今年の夏は，次の企画を考える余裕が生まれそうである．

2019年6月

書斎フローレンス202にて

新井信隆

写真に関する謝辞

　本書で使用した疾病の写真は，筆者が平成元年に赴任した旧東京都神経科学総合研究所・臨床神経病理研究室で撮影されたもの，および，その研究室が継承された現在の東京都医学総合研究所・神経病理解析室で撮影されたものがほとんどです．また一部は，旧研究所時代から緊密な連携を保っている東京都立神経病院の検査科で撮影され，私どもにコピーが提供されていたデータも含まれます．大変お世話になった神経病院の歴代の幹部医師を始め，現検査科部長の小森隆司先生には心より感謝申し上げます．

　被写体となった剖検例の出所の関係各位のご協力なくしては，本書ができなかったことは自明です．神経病院を始め，その開院以来，全剖検例の標本作製を依頼していただいている東京都立府中療育センターの皆様には，周産期脳障害や様々な形成異常，代謝異常などの症例を通して勉強の機会を与えていただいていること，および，本書でもたくさんの写真を使わせていただきましたことに，現在窓口になっていただいている小児科部長の田沼直之先生はじめ，歴代の多くの諸先生に深く感謝申し上げます．

　そのほか，旧研究所から今日に至るまで，東京都立府中病院（現東京都立多摩総合医療センター），東京都立墨東病院，東京都監察医務院など都立の施設や，連携の覚書や技術指導契約を締結している国立病院機構あきた病院を含む多くの病院，および，北海道大学，秋田大学，東京大学，東京医科歯科大学，昭和大学，防衛医科大学校，横浜市立大学をはじめとする大学の諸先生との共同研究などを通じて，様々な症例を経験させていただき，多くの写真も撮影させていただきました．改めまして，関係各位の皆様には深甚なる謝意を申し上げますとともに，ここにすべてのお名前を表記できない無礼をご容赦ください．

　最後に，セオリーを熟知しつつ，卓越したデザインセンスで写真や文字・記号などの大きさ，色味や配置などを一緒に考えていただき，また，正常脳脊髄のすべての写真撮影，ブロードマン脳地図のイラスト，表紙や帯のデザインも担当してくださったラボのスタッフ，八木朋子女史に格別の御礼を申し上げます．

目次

第Ⅰ編　中枢神経系の観察（正常）————————————1

Ａ　大脳部の外観 ……………………………………………………2

1　大脳を覆う硬膜　2
2　大脳を覆う軟膜（くも膜と柔膜）　4
3　小脳の硬膜・軟膜（くも膜と柔膜）　5
4　硬膜・軟膜の詳細　6
5　大脳外観の観察　7
6　大脳の観察：中心前回の同定法　8
7　ブロードマン脳地図　10
8　肉眼で識別できるブロードマン17野　11

Ｂ　脳底部の動脈 ……………………………………………………12

1　脳底部の太い動脈　12
2　ウィリス動脈輪から分枝する動脈（中大脳動脈）　13
3　ウィリス動脈輪から分枝する動脈（前大脳動脈）　14
4　ウィリス動脈輪から分枝する動脈（後大脳動脈）　15

Ｃ　脳底部の構造 ……………………………………………………16

1　大脳と脳幹・小脳を切り離す　16
2　乳頭体，視神経周囲など　18
3　外側・内側膝状体，上丘，下丘などの位置関係　19

Ｄ　大脳の内部構造 …………………………………………………20

1　内側面　20
2　辺縁系　21
3　側脳室と第三脳室，モンロー孔など　22

Ｅ　大脳の切り出しと割面 …………………………………………23

1　大脳の切り出し（前額断）　23
2　大脳の切り出し（水平断）　24
3　大脳割面・前額断（1）　25
4　大脳割面・前額断（2）　26
5　大脳割面・水平断（1）　27
6　大脳割面・水平断（2）　28
7　大脳割面・矢状断（1）　29

8　大脳割面・矢状断（2）　30

F　小脳と脳幹を切り離す ——————————————————————— 31

1　小脳と脳幹を切り離す（1）　31
2　小脳と脳幹を切り離す（2）　32

G　脳幹の外観と切り出し ——————————————————————— 33

1　脳幹の外観　33
2　脳幹の切り出し　34
3　脳幹の横断面　35
4　脳幹の矢状断面　35

H　小脳の外観と切り出し ——————————————————————— 36

I　推奨切り出し部位 ————————————————————————— 37

1　推奨切り出し部（大脳）　37
2　推奨切り出し部（脳幹・小脳）　38

J　脊髄の外観 ——————————————————————————— 39

第Ⅱ編　病変（疾患）の見方 ———————————————— 41

A　循環障害 ——————————————————————————— 42

1　くも膜下出血 subarachnoidal hemorrhage　42
2　心停止後脳症 cardiac arrest encephalopathy　45
3　急性脳梗塞（中大脳動脈領域）acute cerebral infarction　46
4　急性・陳旧性脳梗塞（後大脳動脈領域）acute/old cerebral infarction　47
5　急性脳梗塞（中大脳動脈，前頭前動脈，中心前溝動脈）acute cerebral infarction　48
6　陳旧性脳梗塞（中大脳動脈領域）old cerebral infarction　49
7　陳旧性脳梗塞（前大脳動脈領域）old cerebral infarction　50
8　ラクナ梗塞 lacunar infarction　51
9　多発性脳梗塞（前大脳動脈＋中大脳動脈領域）multiple cerebral infarction　52
10　多発性脳梗塞（両側中大脳動脈領末梢域）multiple cerebral infarction　53
11　多発性脳梗塞 multiple cerebral infarction　54
12　動脈硬化 arteriosclerosis　55
13　動脈瘤 cerebral aneurysm　56
14　もやもや病 Moyamoya disease　56
15　ジデローシス siderosis　57
16　小脳梗塞 cerebellar infarction　59
17　脳幹出血 brain stem hemorrhage　60

19 脳実質内出血の脳室内穿破 intracerebral hemorrhage　61

20 脳出血（基底核，その他）intracerebral hemorrhage　62

B 感染症 ··· 64

1 化膿性髄膜炎 purulent meningitis　64

2 化膿性脳室炎 purulent ventriculitis　66

3 亜急性硬化性汎脳炎 subacute sclerosing panencephalitis（SSPE）　67

4 ヘルペス脳炎 herpes simplex encephalitis　69

5 エイズ白質脳症 AIDS leukoencephalopathy　70

6 結核性髄膜炎 tuberculous meningitis　71

7 進行性多巣性白質脳症 progressive multifocal leukoencephalopathy（PML）　73

8 クリプトコッカス脳症 cerebral cryptococcosis　73

C 変性疾患 ··· 74

1 アルツハイマー病 Alzheimer disease（AD）　74

2 ピック病 Pick disease　75

3 進行性核上性麻痺 progressive supranuclear palsy（PSP）　77

4 皮質基底核変性症 corticobasal degeneration（CBD）　78

5 多系統萎縮症 multiple system atrophy（MSA）　79

6 特発性パーキンソン病 idiopathic Parkinson disease　82

7 レビー小体型認知症 dementia with Lewy bodies（DLB）　83

8 マシャド・ジョセフ病 Machado-Joseph disease　84

9 歯状核赤核淡蒼球ルイ体萎縮症 dentato-rubro-pallido-luysian atrophy（DRPLA）　86

10 ハンチントン病 Huntington disease（HD）　88

11 脊髄小脳失調症 6 spinocerebellar ataxia（SCA）6　89

12 脊髄小脳失調症 17 spinocerebellar ataxia（SCA）17　89

13 筋萎縮性側索硬化症 amyotrophic lateral sclerosis（ALS）　90

D 形成異常 ··· 95

1 全前脳胞症 holoprosencephaly　95

2 キアリ奇形 Chiari malformation　97

3 孔脳症 porencephaly　98

4 小脳髄症 microencephaly　100

5 巨脳症 megalencephaly　102

6 1 型滑脳症 lissencephaly type 1　104

7 2 型滑脳症 lissencephaly type 2　105

8 福山型先天性筋ジストロフィー Fukuyama-type congenital muscular dystrophy　106

9 多小脳回 polymicrogyria（大脳）　108

10 多小脳回 polymicrogyria（小脳）　109

11 結節性硬化症 tuberous sclerosis　110

12 限局性皮質異形成 focal cortical dysplasia　113

13 有馬症候群 Arima syndrome 114

E 周産期脳障害 ··· 115

1 乳児期無酸素性脳症 infantile anoxic encephalopathy 115
2 バスケットブレイン basket brain 119
3 大理石紋様 status marmoratus 120
4 基底核変性 basal ganglia degeneration 121

F 代謝異常 ·· 122

1 クラッベ病 Krabbe disease 122
2 異染性白質ジストロフィー metachromatic leukodystrophy（MLD） 123
3 副腎白質ジストロフィー adrenoleukodystrophy（ALD） 124
4 ミトコンドリア脳筋症（メラス）mitochondrial encephalomyopathy/mitochondrial encephalopathy, lactic acidosis and stroke like episodes（MELAS） 126
5 ミトコンドリア脳筋症（リー脳症）Leigh encephalopathy 128
6 ファー病 Fahr disease 129
7 パントテン酸キナーゼ関連神経変性症 pantothenate kinase-associated neurodegeneration（PKAN） 130
8 ウェルニッケ脳症 Wernicke encephalopathy 131

G 脱髄疾患 ·· 132

1 多発性硬化症 multiple sclerosis（MS） 132
2 マルキアファーバ・ビニャミ病 Marchiafava-Bignami disease 133
3 急性散在性脳脊髄炎 acute disseminated encephalomyelitis（ADEM） 134

H プリオン病 ··· 135

1 孤発性クロイツフェルト・ヤコプ病 Creutzfeldt-Jakob disease（CJD） 135

I 頭部外傷 ·· 136

1 脳挫傷 brain contusion 136
2 脳裂傷 cerebral laceration 137
3 びまん性軸索損傷 diffuse axonal injury 138
4 脳幹部外傷 brain stem injury 139

索引 ··· 141

第 I 編

中枢神経系の観察（正常）

A 大脳部の外観
1 大脳を覆う硬膜

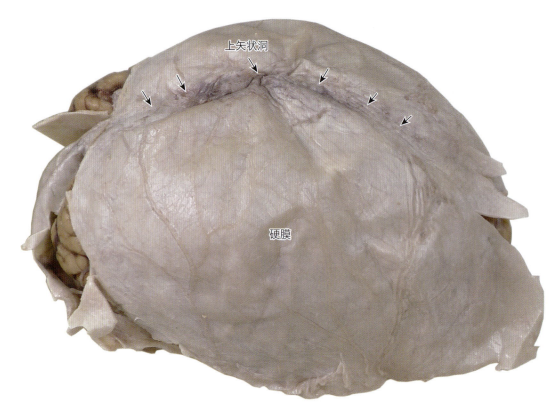

穹窿部の硬膜外観：頭蓋骨を取り去って，硬膜に包まれた大脳の外観．左右を結ぶ正中部では，やや皺がよっており，その直下には上矢状洞がある．

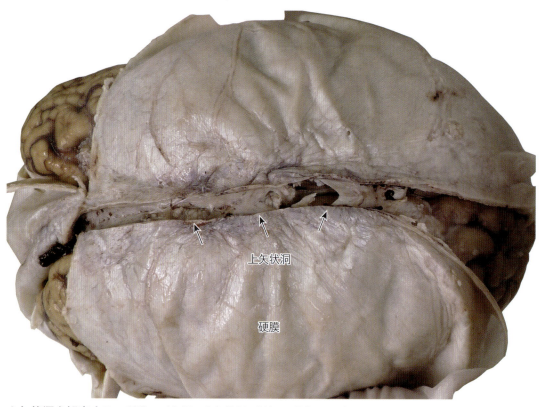

上矢状洞を観察する：硬膜の正中部の上矢状洞の屋根を形成する硬膜をハサミで切開して，上部から観察する．写真は凝固血を取り去った後である．

A　大脳部の外観

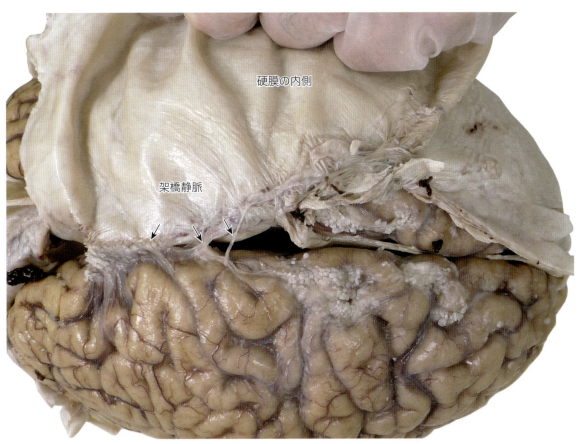

架橋静脈を観察する：右大脳の硬膜を捲り上げているところ．大脳表面のくも膜と癒着しているところもあり，また，上矢状洞へ入る架橋静脈も認められる．

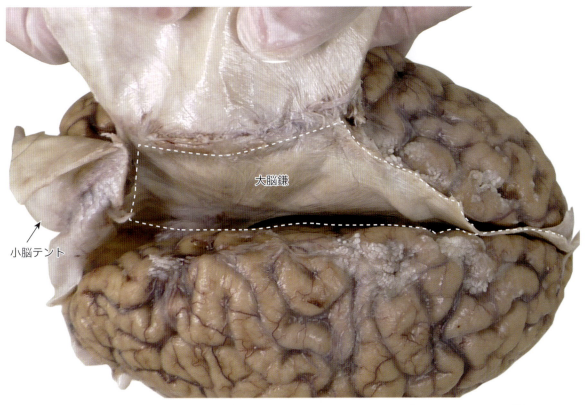

大脳鎌を観察する：上図で癒着している部分を鋭利的に切り離し，引っ張り上げると，左右の大脳の間に入り込む硬膜（大脳鎌）が見える．左側（後頭葉側）に見える硬膜は，小脳と後頭葉の間にある硬膜（小脳テント）である．

2 大脳を覆う軟膜（くも膜と柔膜）

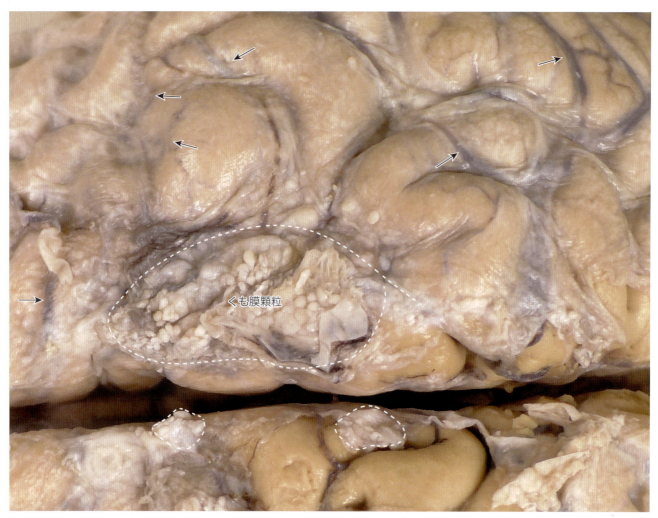

くも膜顆粒：穹窿部には，髄液を産生する白色顆粒状のくも膜顆粒を認める（白い破線で囲んだ部分）．
大脳全体を覆うくも膜は透明から乳白色であり，くも膜下腔の血管（矢印）が透見できる．

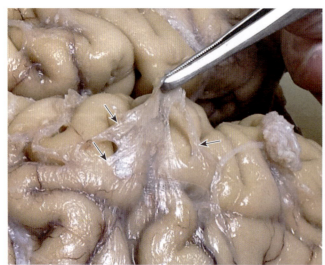

くも膜：くも膜（矢印）は脳回の谷部には入り込まず，脳表全体を覆う．ピンセットでつまんでいるものがくも膜である．

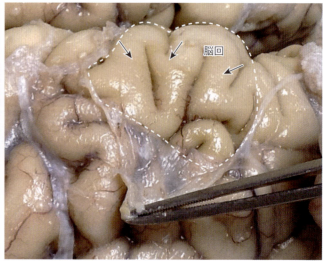

くも膜と柔膜：捲るると脳回そのものが見えてくる．脳回は山部から谷部まで，表面に柔膜（矢印）が密着しているので，肉眼的には見えにくい．

3 小脳の硬膜・軟膜（くも膜と柔膜）

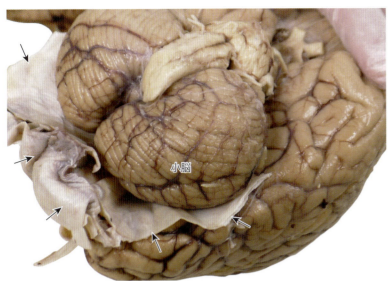

小脳テント：小脳をすっぽり収納している後頭蓋窩と後頭葉の間には小脳テントという硬膜（矢印）があり，小脳を固定している．

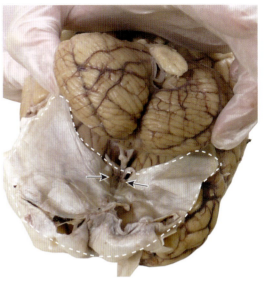

小脳テント：小脳を持ち上げると小脳テントの全体が見える（白い破線で囲んだ部分）．小脳テントの中央部は，静脈血が集合する上矢状洞（矢印）に連続している．

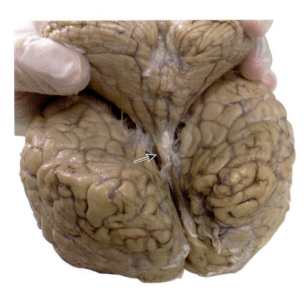

小脳のくも膜：小脳上面にはたくさんの静脈を含むくも膜があり，大脳との間に癒着（矢印）を認める．

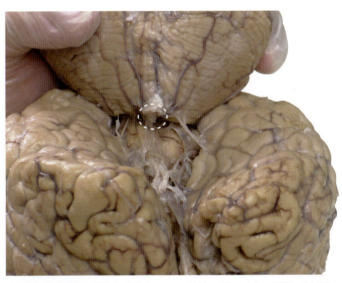

小脳のくも膜：癒着を鋭的あるいは鈍的に剥がすと，脳幹（中脳）の背側面や松果体（白い破線で囲んだ部分）が見える．

4 硬膜・軟膜の詳細

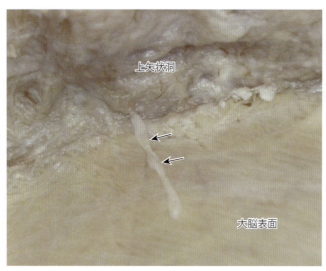

架橋静脈：上矢状洞に入る架橋状脈（矢印）が見える．この静脈が破綻すると，比較的限局した硬膜下出血を生じる．

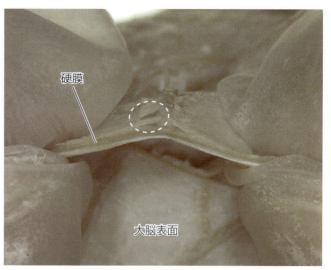

硬膜の動脈：硬膜の動脈の横断面（白い破線で囲んだ部分）が見える．この動脈が破綻すると，硬膜外出血，硬膜下出血を生じる．

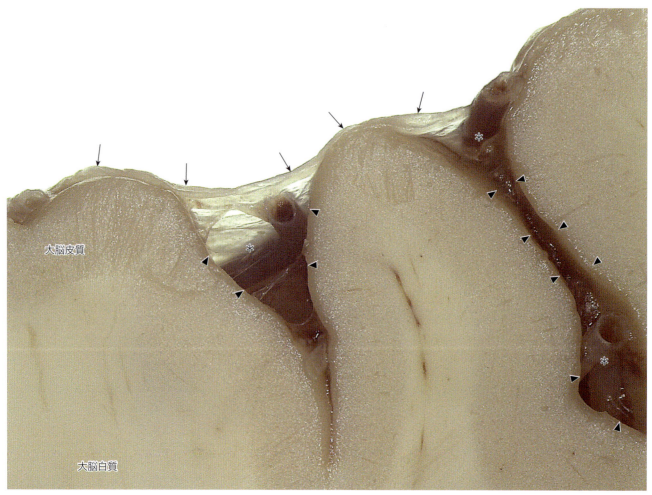

くも膜と柔膜：脳回を覆う透明感のあるくも膜（矢印）が見える．大脳皮質の表面には柔膜（矢頭）が密着している．くも膜と脳回の空間がくも膜下腔（＊）である．

5 | 大脳外観の観察

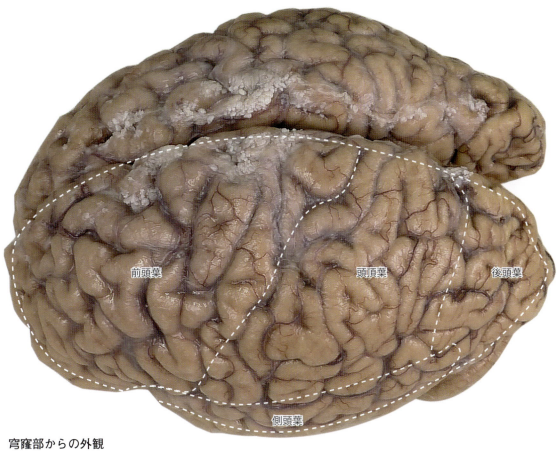

穹窿部からの外観

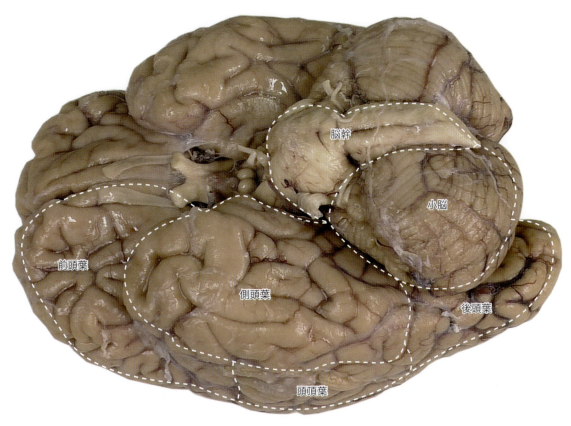

底面部からの外観：脳底動脈付き

6 大脳の観察：中心前回の同定法

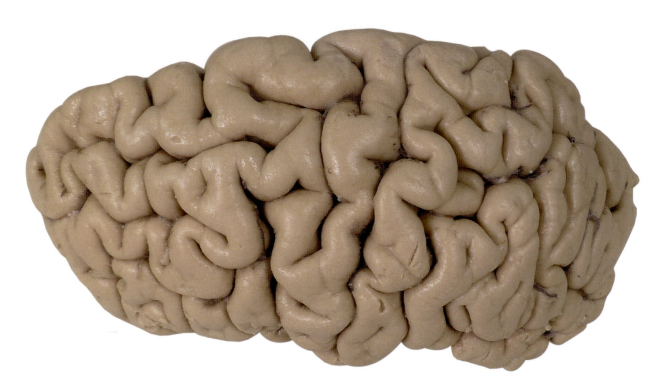

大脳穹窿部の外観：中心前回を同定できますか？ 下図を見ながら繰り返し学習してください．

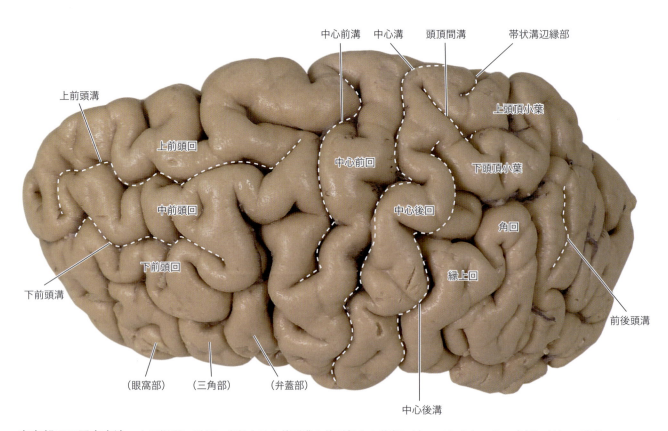

穹窿部での同定方法：大脳縦列に平行に走行する上前頭溝を前頭部から後部に辿ってゆくと，その走行に対して垂直な脳溝があり，その溝が中心前溝である．したがって，その後ろの脳溝が中心溝であるので，それらに挟まれた脳回が中心前回である．中心前回の後ろの脳溝と脳回が，中心後溝と中心後回である．

A 大脳部の外観

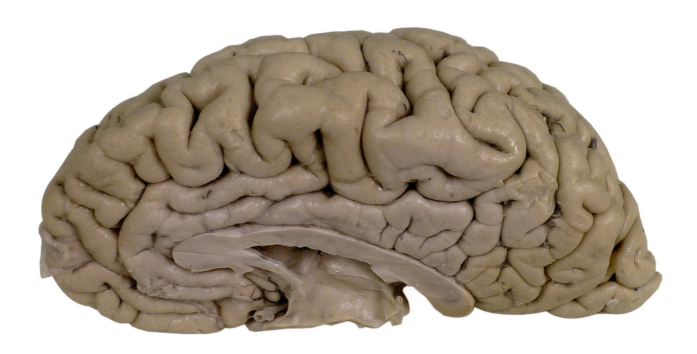

内側面の外観：中心前回を同定できますか？ 下図を見ながら繰り返し学習してください．

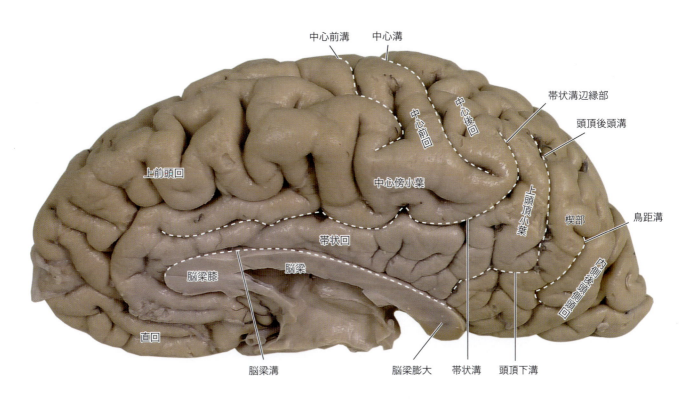

内側面での同定方法：脳梁の上の脳回（帯状回）の上にある脳溝（帯状溝）を前頭部から後ろに辿ってゆくと，穹窿部に解放する（その部分を帯状溝辺縁部と言う）．その溝の前方の脳回が中心後回であるので，その前が中心前回である．

7 ブロードマン脳地図

　解剖学者のブロードマン（ネイティブ発音ではブロートマン）が，大脳皮質の構築を詳細に調べ，神経細胞の 6 層構造等の微妙な違いによって，大脳皮質を 52 の領域に区分した（ブロードマン脳地図）．それらの領域がいくつか連合する形で，運動，感覚，視覚といった機能を担っていることも，その後の研究でわかってきた．このうち，脳の割面をみただけで何番かわかる領域は，後述するようにブロードマン 17 野（一次視覚野）である．また，顕微鏡で何番か識別できる領域は，大きな運動神経細胞があるブロードマン 4 野（一次運動野）である．

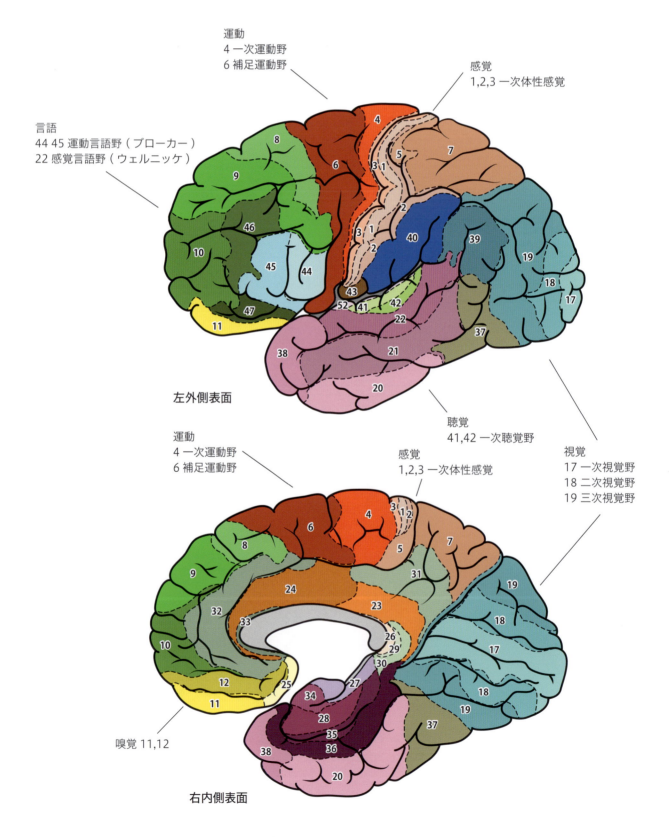

8 肉眼で識別できるブロードマン17野

　後頭葉内側の鳥距溝を囲む周囲の大脳皮質はブロードマン17野（一次視覚野）であり，第4層では，外部から入力する有髄線維が豊富であり，肉眼的にも白い線条（ジェンナリ線）を観察することができる．髄鞘を染める標本においても，肉眼的に識別できる（矢印）．このように，肉眼で明瞭に識別できるブロードマン領域は17野だけである．

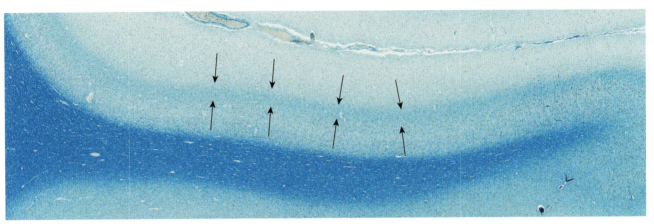

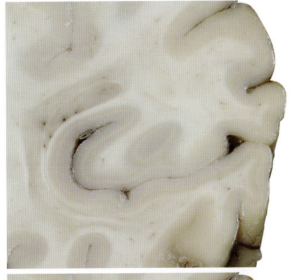

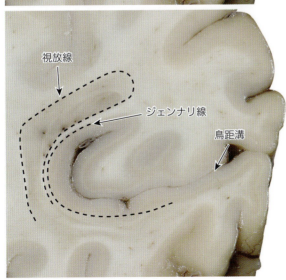

後頭葉前額断面：鳥距溝を取り巻く皮質の中間部分に白い線状（ジェンナリ線）が明確に見える．

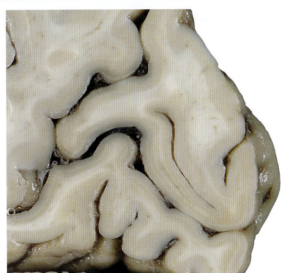

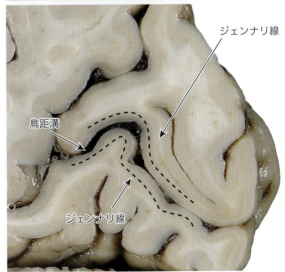

後頭葉矢状断面：白い線状（ジェンナリ線）が明確に見える．

B 脳底部の動脈

1 脳底部の太い動脈

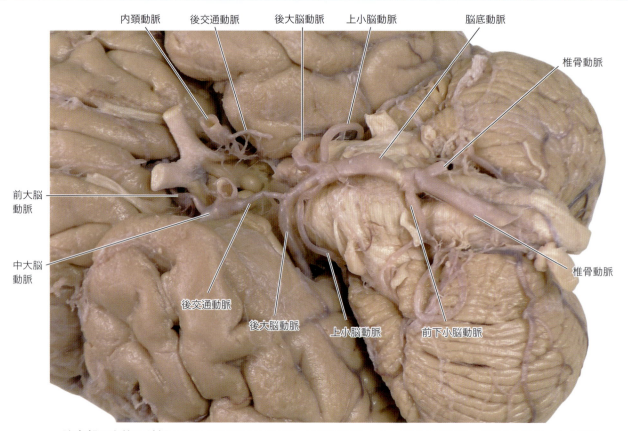

脳底部の血管の外観：左右の椎骨動脈が合流して脳底動脈となり，後下小脳動脈，前下小脳動脈，上小脳動脈が左右に分枝する．次に後大脳動脈を分枝する．後大脳動脈からは後交通動脈が分枝しており内頚動脈と連絡している．内頚動脈からは，中大脳動脈，前交通動脈が分枝する．

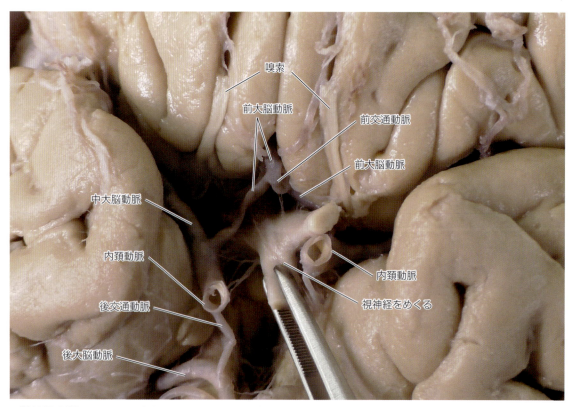

視神経を捲ってみる：前交通動脈，および，前大脳動脈は視神経が覆いかぶさっていて見えにくい．視神経を捲ると，よく観察することができる．

2 ウィリス動脈輪から分枝する動脈（中大脳動脈）

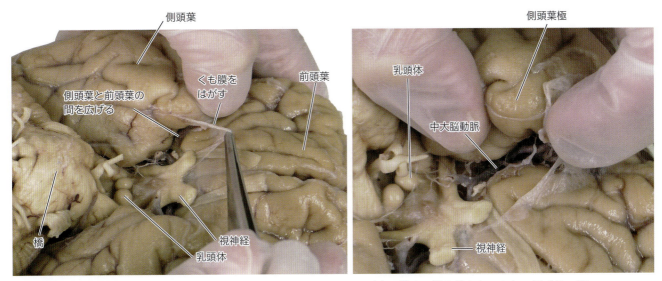

中大脳動脈：側頭葉極から前頭葉底面を覆っている軟膜を剝がして，両者の間を，脳を壊さないように用手的に開いて覗くと，中大脳動脈が見えてくる．

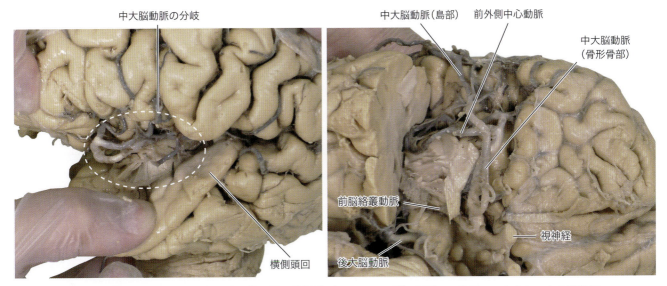

中大脳動脈からの分枝：さらに側頭葉と前頭葉の間の外側溝（シルビウス裂）を開いてたどってゆくと，中大脳動脈からの分枝を確認することができる．

3 ウィリス動脈輪から分枝する動脈（前大脳動脈）

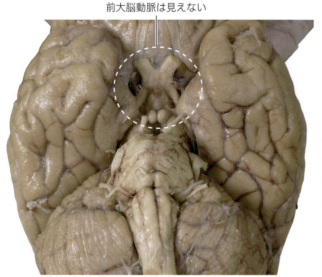

前大脳動脈：前交通動脈と前大脳動脈は，視神経に覆われて見えない．

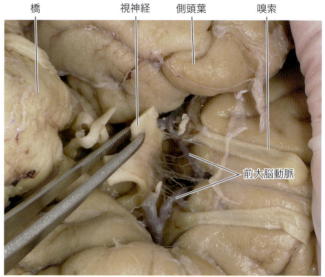

前大脳動脈：前大脳動脈の様子を確認する際は視神経を捲る必要がある．

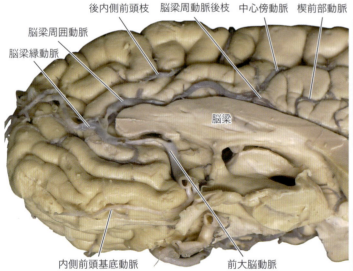

前大脳動脈からの分枝：前大脳動脈の目元を示す．眼窩前頭動脈，前頭極動脈などが分枝する．

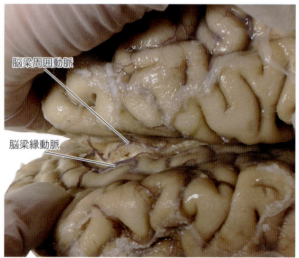

前大脳動脈からの分枝：左右の前頭葉を分けると脳梁周囲動脈が見える．

4 ウィリス動脈輪から分枝する動脈（後大脳動脈）

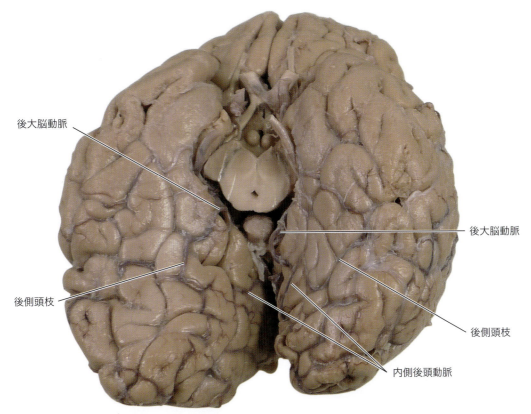

後大脳動脈（脳底部からの観察）：脳幹と小脳を取り去ると，脳底部には後頭葉に伸びる後大脳動脈を確認することができる．

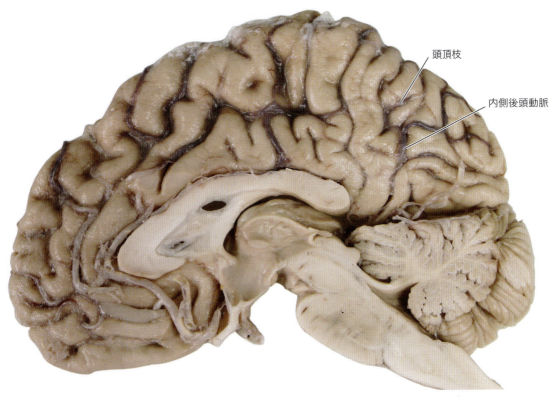

後大脳動脈（内面からの観察）：後頭葉において大脳内面から上に伸びる後大脳動脈の分枝を確認することができる．

C 脳底部の構造
1 大脳と脳幹・小脳を切り離す

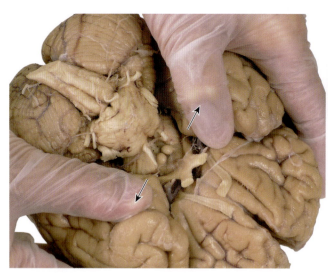

大脳脚を露出する：左右の大脳脚と側頭葉内側の間の視野を用手的に広げて，大脳脚の最上部まで見えるようにする．

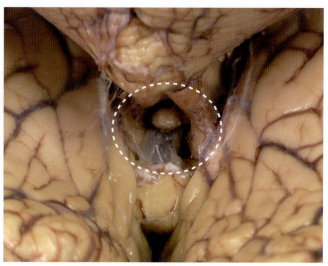

小脳の軟膜を解放しておく：脳幹上部の背側と小脳上面は，比較的厚い軟膜が癒着しているので，最初に用手的あるいは鋭的に剥がしておく．その際，松果体を観察することができる．

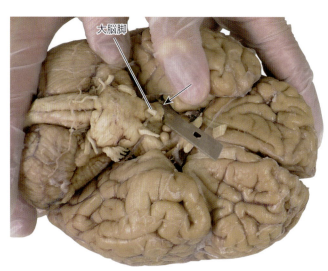

大脳脚を切る：できるだけ大脳側で大脳脚にメスを入れて，左右同じレベルで切れるようにメスを進める．このとき，小脳を少し持ち上げ気味にするとよい．

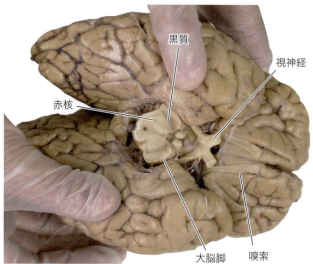

赤核が見えるかどうか：赤核レベルで切れていればよく，そうでなければ，さらに大脳側に切り込んでゆく．

C 脳底部の構造　17

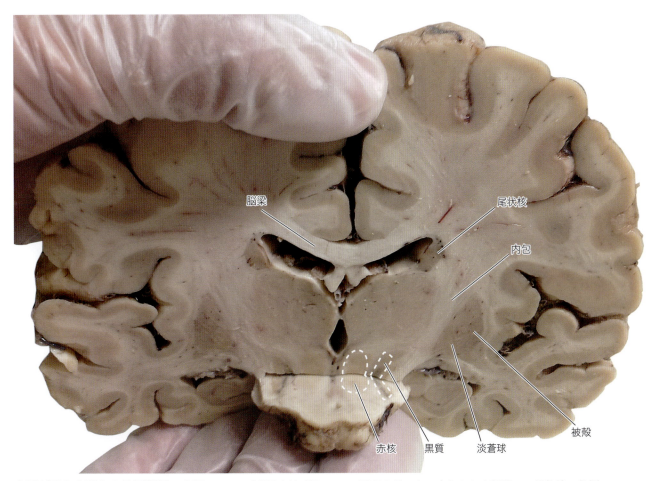

中脳割面と大脳との位置関係：中脳レベルで大脳と切り離している写真を見ると，内包から大脳脚への錐体路の位置関係，および，黒質や赤核の位置関係がよく理解できる．

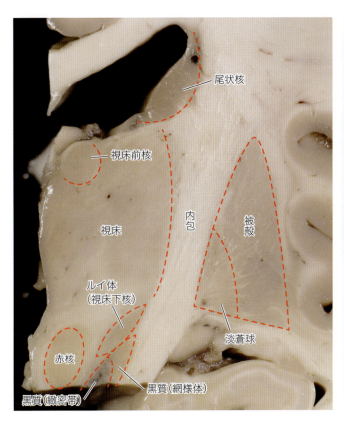

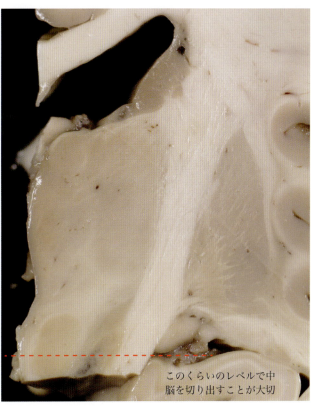

このくらいのレベルで中脳を切り出すことが大切

2 乳頭体，視神経周囲など

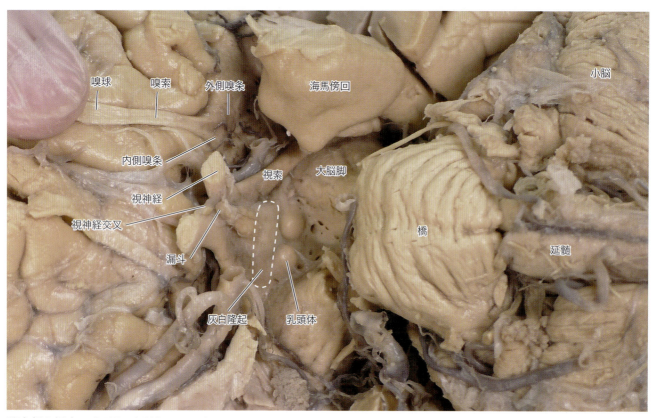

脳底部の観察：乳頭体，視神経などを確認する．

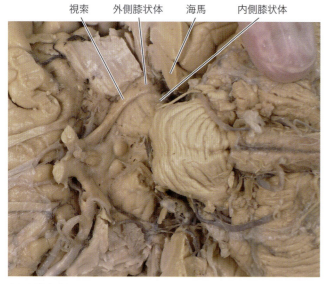

側頭葉内側を取り去った外観：大脳脚の外側を沿って後方に走行する視神経が見える．

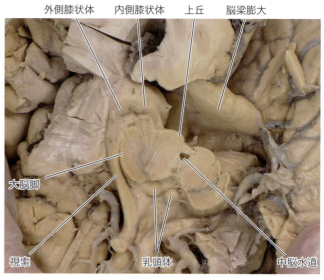

脳幹を取り去った外観：脳幹を中脳レベルで取り去ってみると，視神経の走行先の外側膝状体も確認しやすい．

3 外側・内側膝状体，上丘，下丘などの位置関係

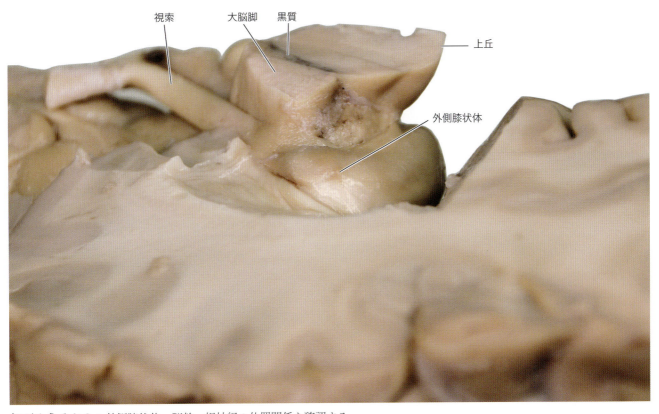

何がみえるか？：外側膝状体，脳幹，視神経の位置関係を確認する．

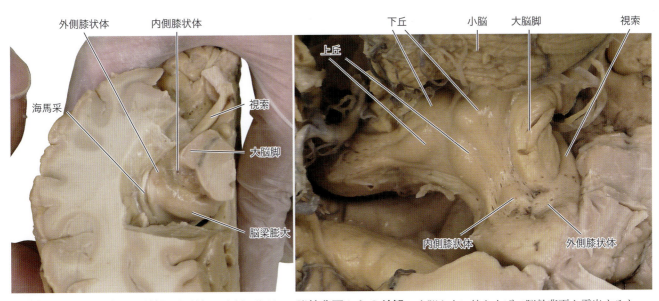

側頭葉底部を取り去った外観：視神経の走行，海馬采，脳梁幹などを確認することができる．

脳幹背面からの外観：小脳を上に持ち上げて脳幹背面を露出すると上丘，下丘，その他周囲の構造を確認することができる．

D 大脳の内部構造
1 内側面

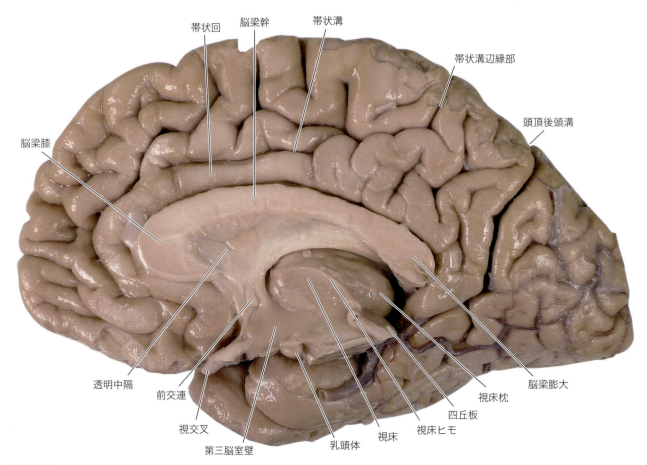

大脳内側面：大脳内側から確認できる内部構造を確認する．

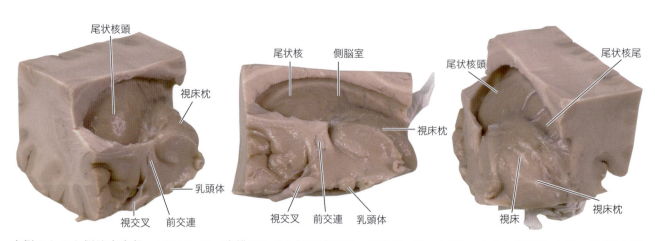

吻側からみた側脳室内部：尾状核が突出している．

真横から見た側脳室内部：側脳室の尾側を視床が占める．

尾側からみた側脳室内部：視床枕が膨らんでいる．

2 辺縁系

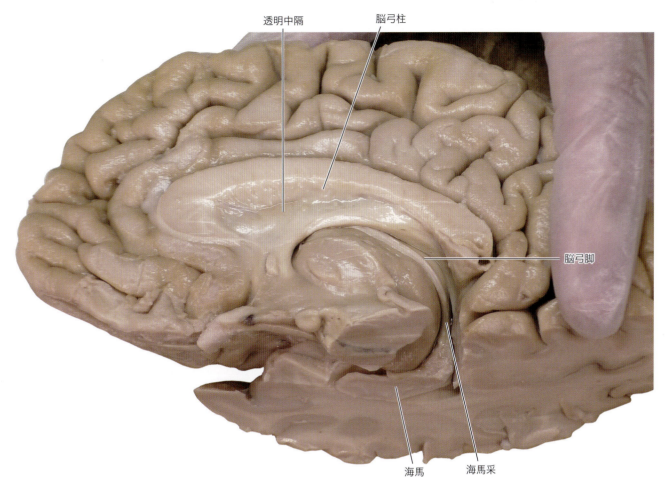

内側下面からの内観：側頭葉底面を取り除くと，海馬から海馬采が視床を沿って脳弓脚となって走行するところなどを観察することができる．

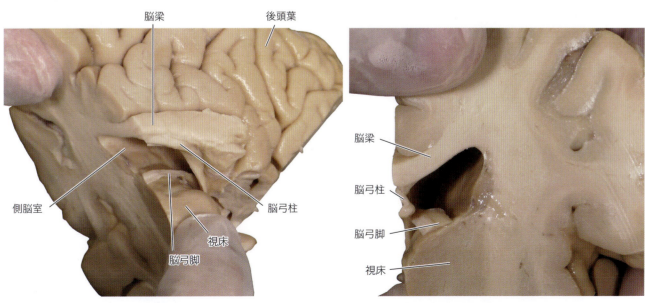

脳弓脚：尾側から走行してくる脳弓脚が見える．

脳弓脚：吻側に向かう脳弓脚が見える．

3 側脳室と第三脳室，モンロー孔など

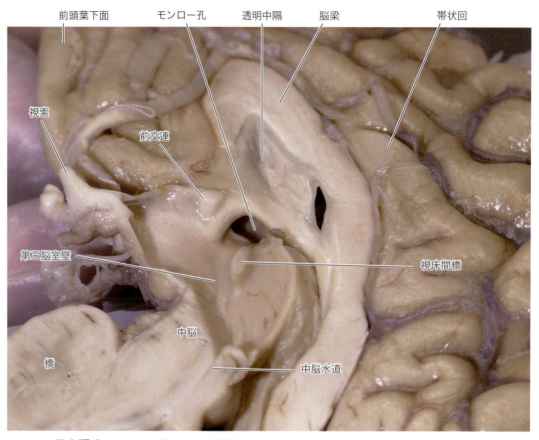

モンロー孔を覗く：側脳室と第三脳室を連絡するモンロー孔が見える．

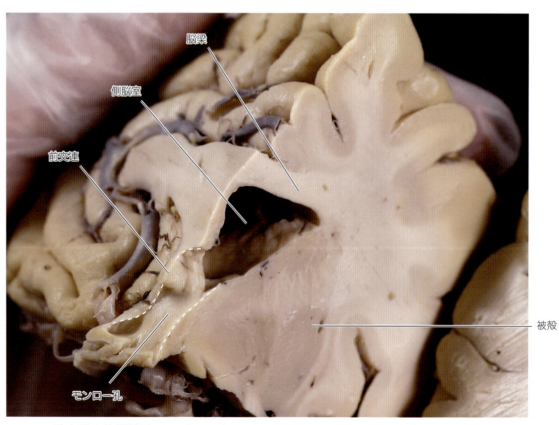

モンロー孔を通る前額断面：側脳室から第三脳室へ連絡する髄液の通り道（モンロー孔）を確認することができる（白破線内）．

E 大脳の切り出しと割面

1 大脳の切り出し（前額断）

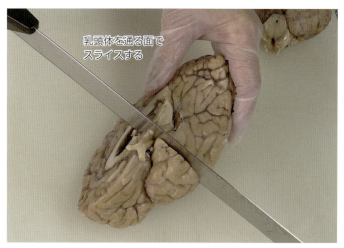

乳頭体を通る前額断：写真は片方の大脳半球を前額断する一割目を示している．

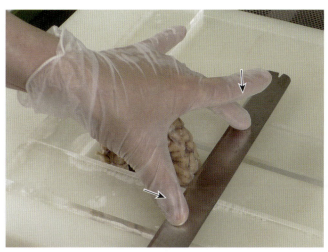

前頭葉側に切り込む①：脳刀が浮かないようにアクリル板に軽くしっかり押さえて切り始める．

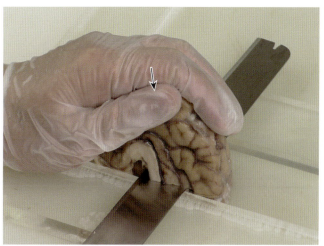

前頭葉側に切り込む②：前頭葉極を手のひらで軽く押さえて脳刀を引いてゆく．

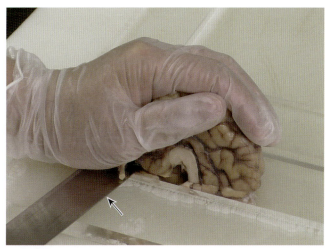

前頭葉側に切り込む③：前頭葉を押さえて脳刀をさらに引いてゆく．

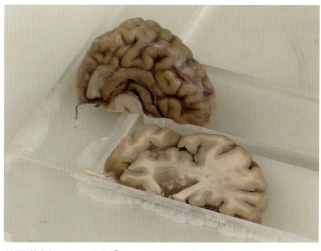

前頭葉側に切り込む④：このような作業を繰り返す．

2 大脳の切り出し（水平断）

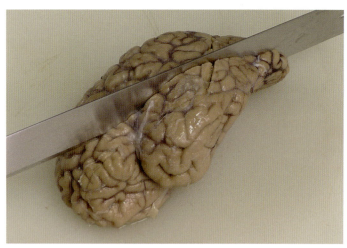

水平断の切り始め：写真は片方の大脳半球を水平断する一割目を示している．

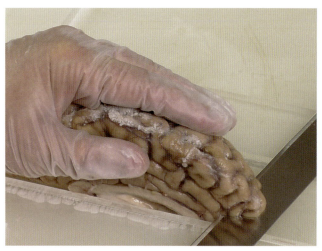

穹窿部側に切り込む①：穹窿部を手のひらで軽くしっかり押さえて切り始める．

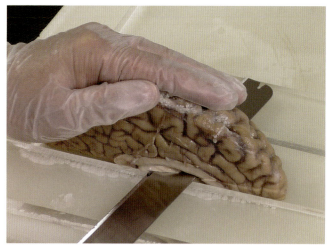

穹窿部側に切り込む②：半分くらい切り込むまで脳刀を引く．

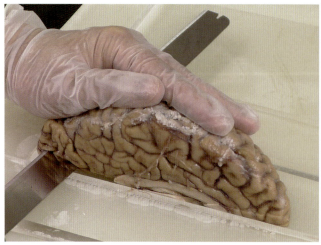

穹窿部側に切り込む③：脳刀を向こう側に押すように切り込んでゆく．

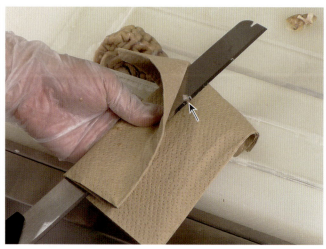

脳刀は綺麗にする：脳刀には軟膜や血管の切れ端が付着するので，1スライスごとに綺麗に拭き取る．

E 大脳の切り出しと割面

3 大脳割面・前額断（1）

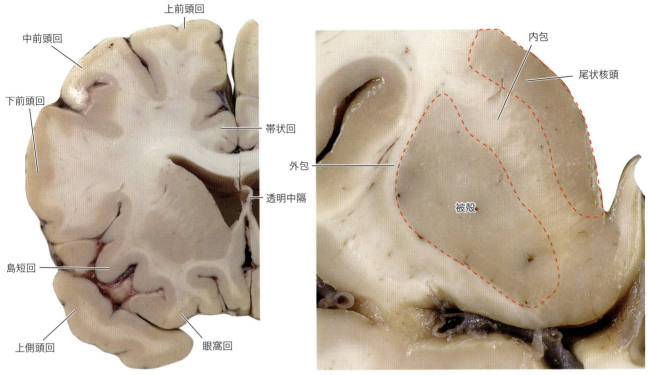

線条体頭部（被殻・尾状核）を通る前額断面

線条体頭部（被殻・尾状核）の拡大

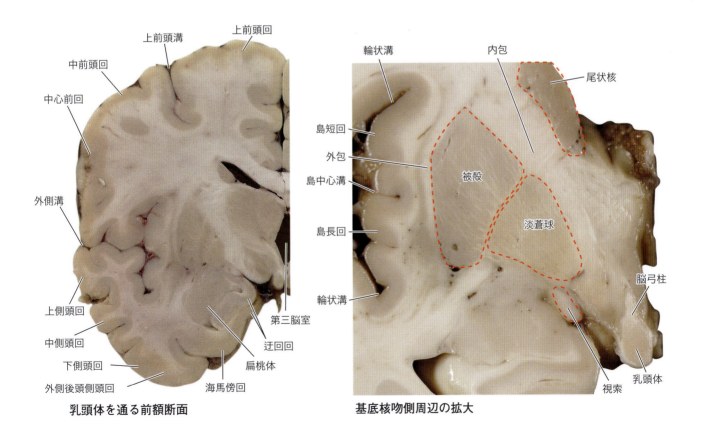

乳頭体を通る前額断面

基底核吻側周辺の拡大

4 大脳割面・前額断（2）

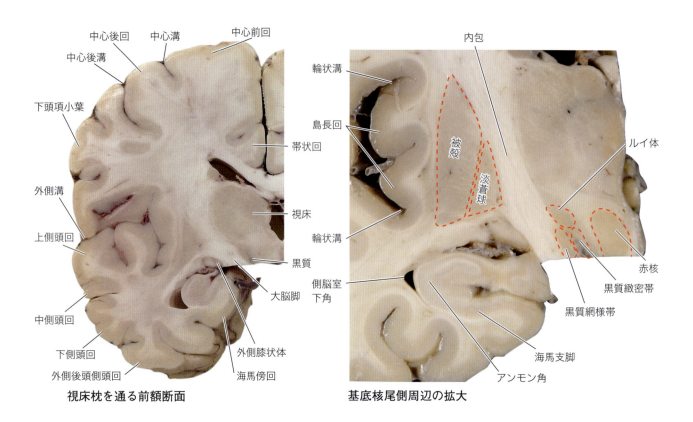

視床枕を通る前額断面

基底核尾側周辺の拡大

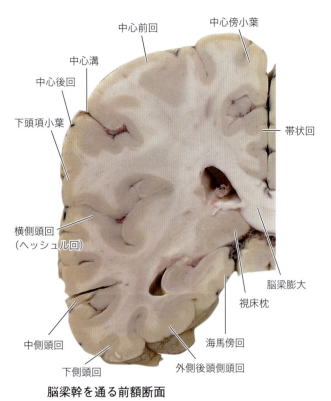

脳梁幹を通る前額断面

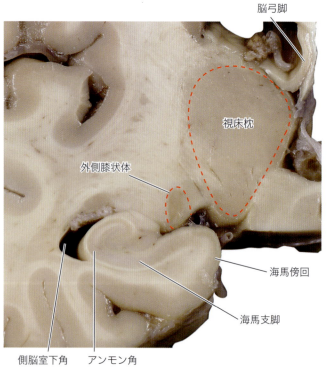

海馬周辺の拡大

5 大脳割面・水平断（1）

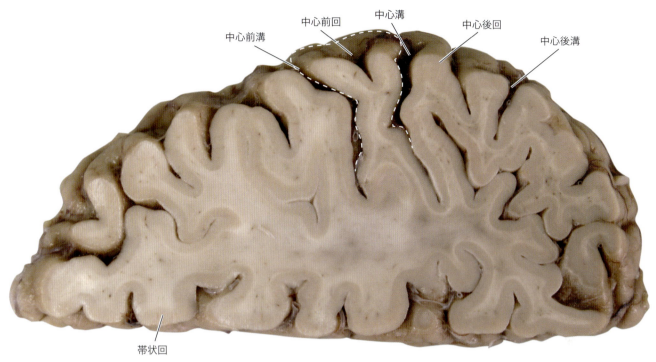

大脳穹窿部の水平断面

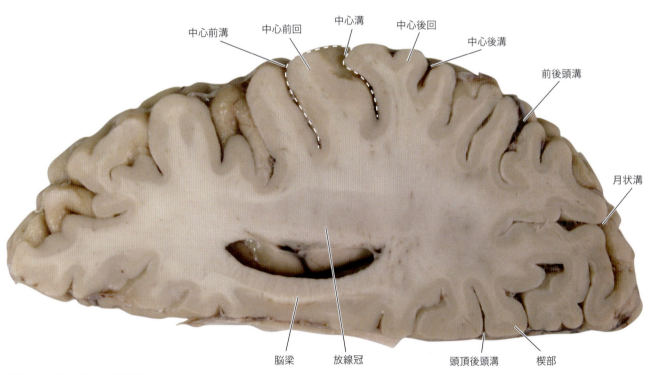

側脳室上部を通る水平断面

6 大脳割面・水平断 (2)

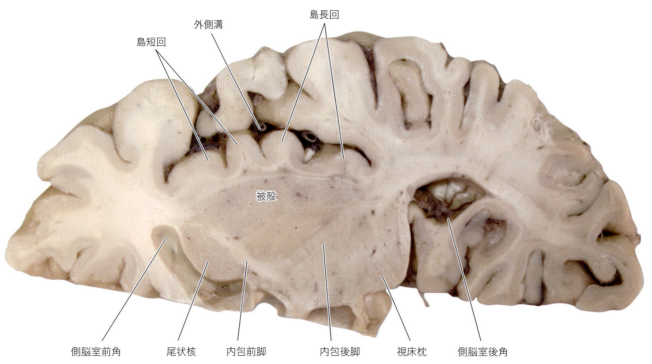

基底核（上部）を通る水平断面

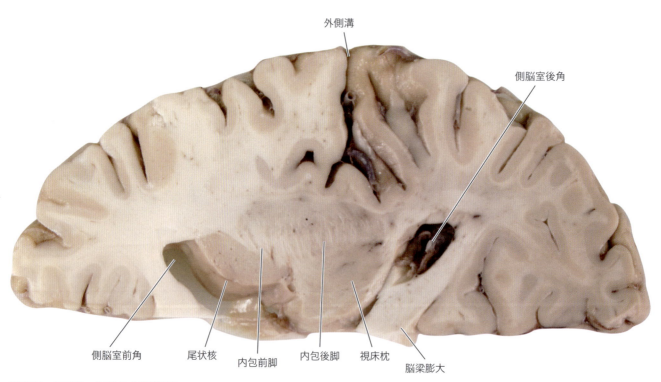

基底核（下部）を通る水平断面

7 大脳割面・矢状断 (1)

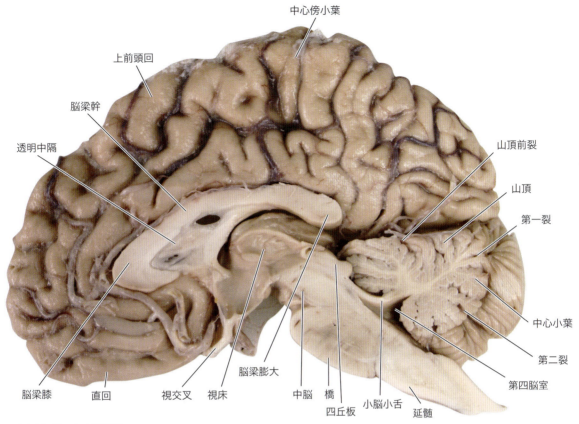

正中部を通る矢状断面

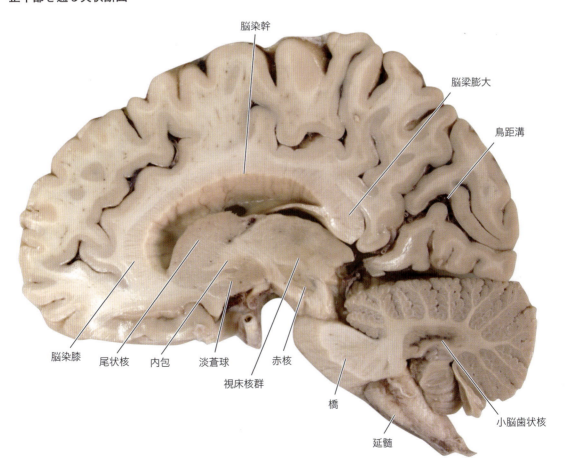

視床内側を通る矢状断面

8 大脳割面・矢状断 (2)

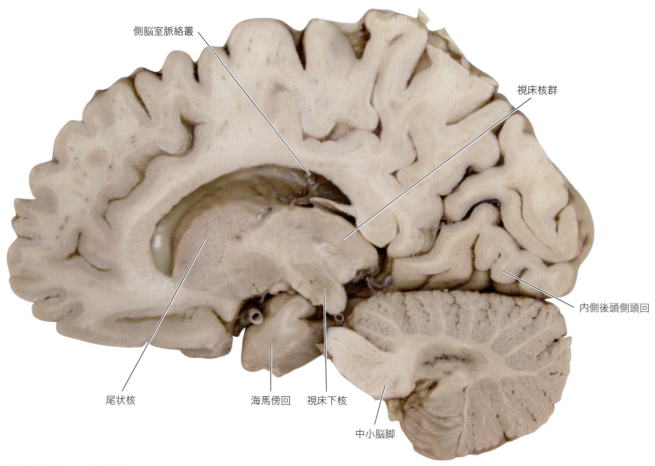

視床外側を通る矢状断面

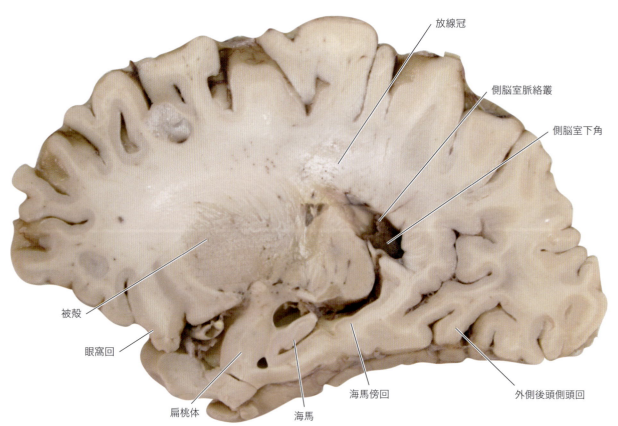

海馬を通る矢状断面

F 小脳と脳幹を切り離す
1 小脳と脳幹を切り離す（1）

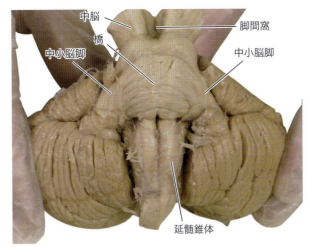

小脳・脳幹の前面：中脳，橋，延髄の腹側部，左右の小脳半球の前面を観察する．

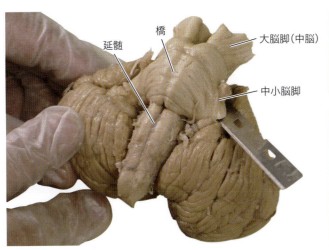

1割目：上小脳脚 → 中小脳脚 → 下小脳脚の順番にメスを入れてゆく．

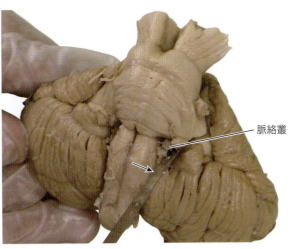

2割目：下小脳脚を切るとき，小脳や延髄を傷つけないように注意する（矢印）．

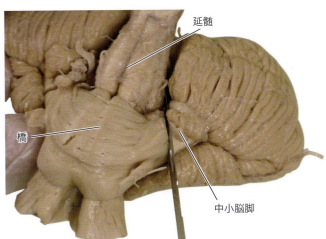

3割目：脳幹の下部と上部を逆さまに持ち替えて，下小脳脚 → 中小脳脚 → 上小脳脚の順番にさらに切り込んでゆく．

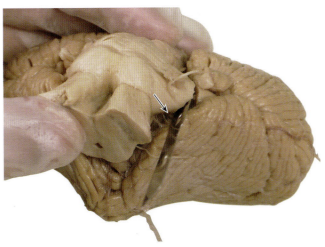

4割目：脳幹と小脳を傷つけないように留意する（矢印）．

2 小脳と脳幹を切り離す (2)

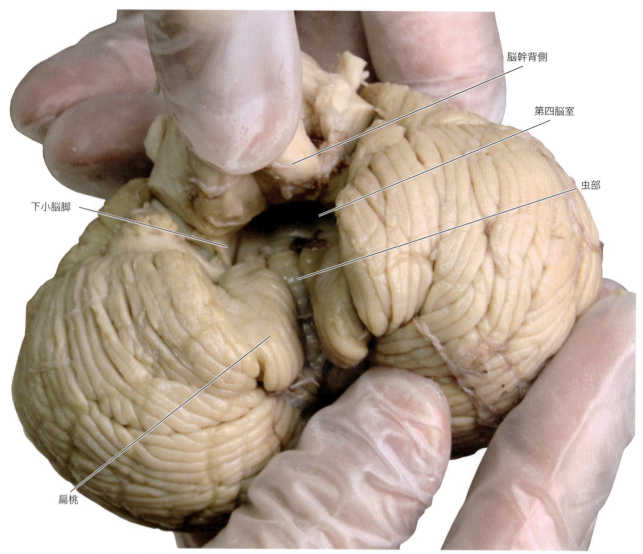

第四脳室を覗き込む：左右の小脳脚3か所を腹側から切り込んでも，背側部分まで十分に切れていることは少ないが，無理に腹側から切り込むと小脳を傷つけることになるので，下図のように第四脳室をのぞき込むようにして背側から切り込む．

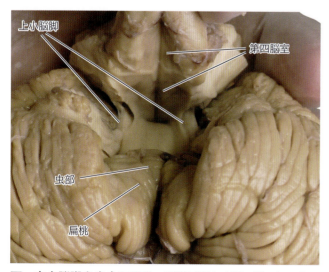

下・中小脳脚を完全に切る：延髄下部と小脳の間を用手的に広げてゆき，切離が不十分な下小脳脚，中小脳脚を切る．

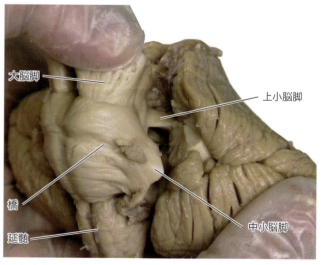

上小脳脚を完全に切る：そして最後に，上小脳脚に軽くメスを当てて，小脳と脳幹を完全に分離する．

G　脳幹の外観と切り出し

1　脳幹の外観

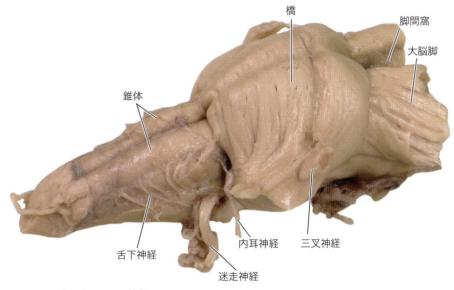

斜め右からの外観

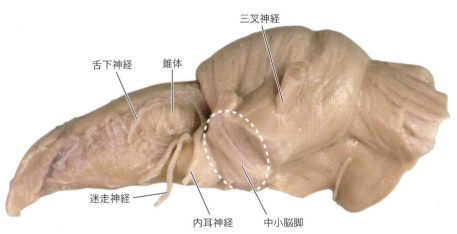

真横からの外観

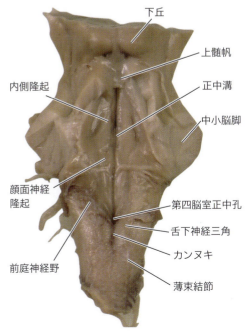

背面から第四脳室をのぞく

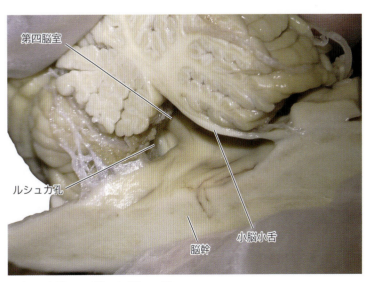

ルシュカ孔，マジャンディー孔
写真は左右一対のルシュカ孔の1つを示している．正中のマジャンディー孔は写っていない．

2 脳幹の切り出し

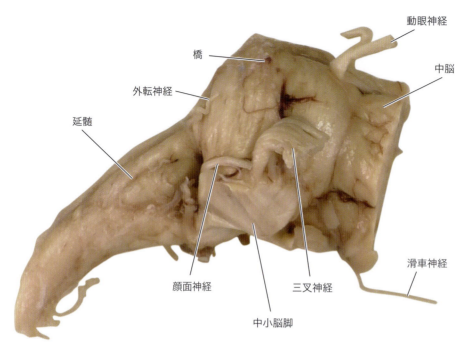

切り込みを入れる位置：脳幹は腹側に凸の状態に軽度彎曲しているので，ホルマリン固定の際の状態によっては，強く彎曲することがある．

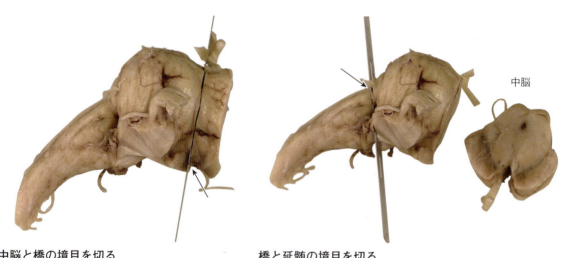

中脳と橋の境目を切る　　　　　橋と延髄の境目を切る

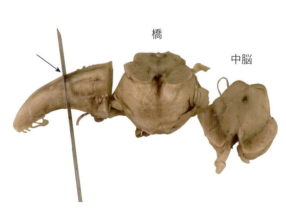

延髄と上部頚髄の境目を切る

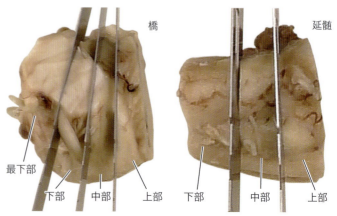

橋を3等分する　　　　延髄を3等分する

3 脳幹の横断面

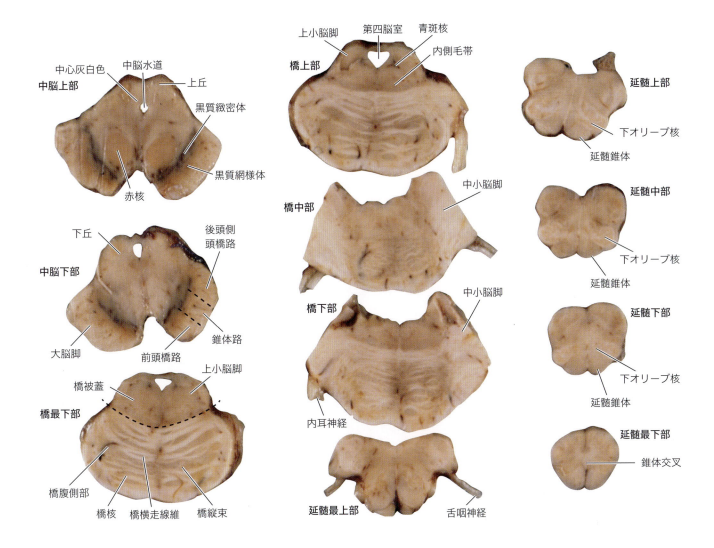

4 脳幹の矢状断面

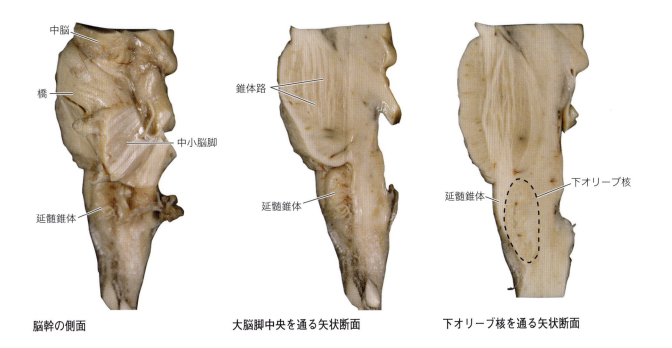

脳幹の側面　　　　大脳脚中央を通る矢状断面　　　　下オリーブ核を通る矢状断面

H 小脳の外観と切り出し

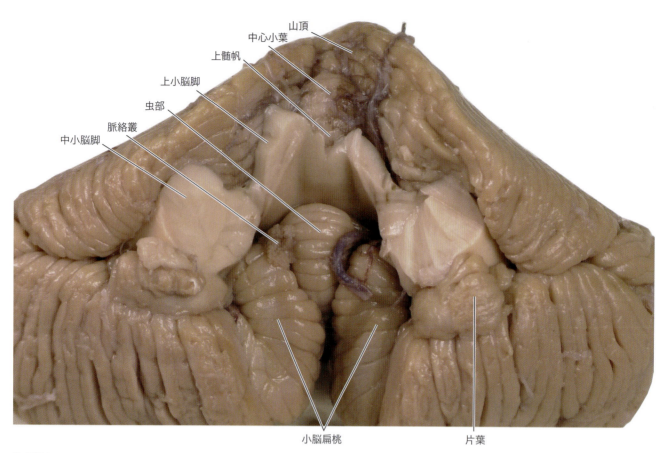

腹側面：小脳虫部，小脳扁桃，小脳脚の断面，第四脳室の様子が観察できる．

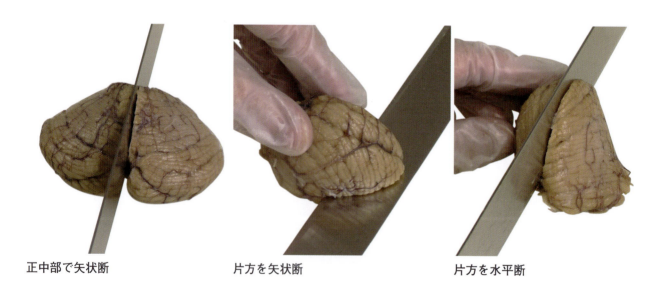

正中部で矢状断　　　片方を矢状断　　　片方を水平断

I 推奨切り出し部位

1 推奨切り出し部（大脳）

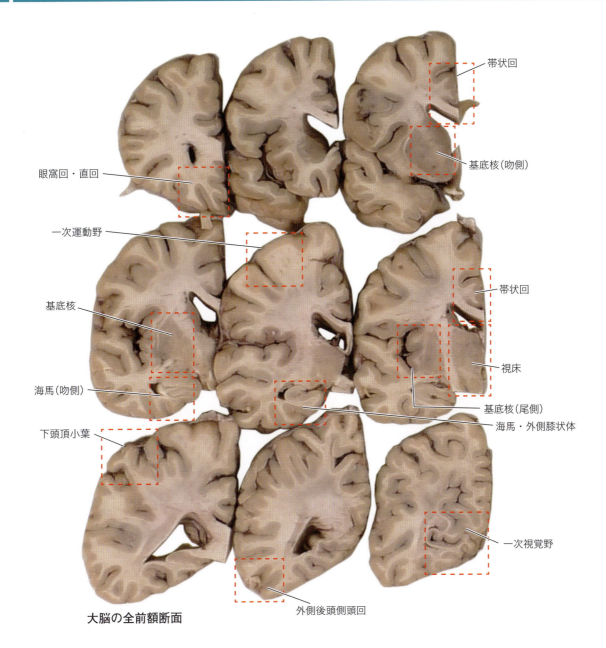

大脳の全前額断面

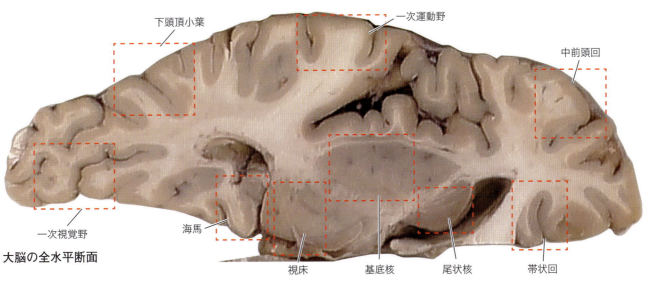

大脳の全水平断面

2 推奨切り出し部（脳幹・小脳）

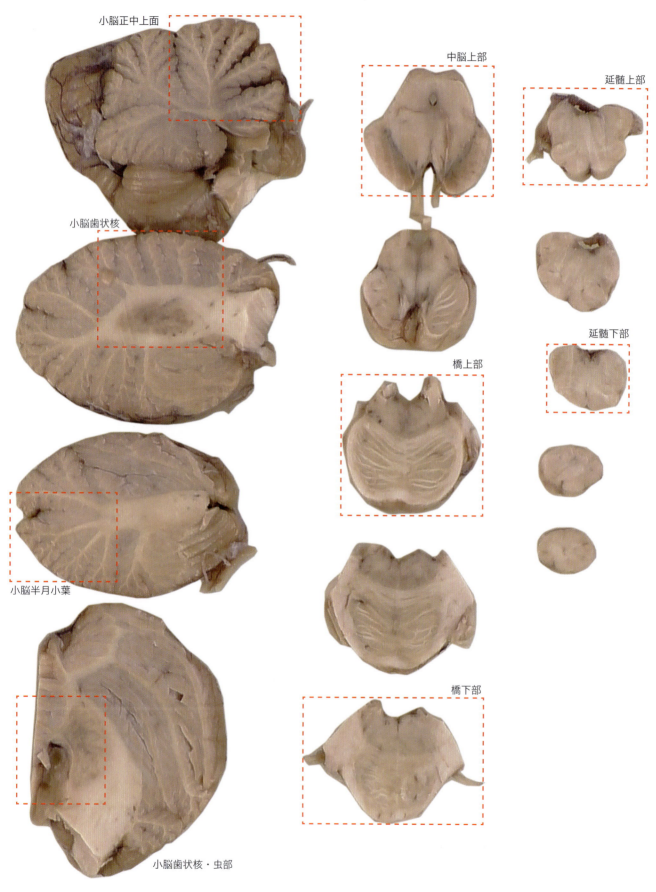

小脳の全断面　　脳幹の全断面

J　脊髄の外観

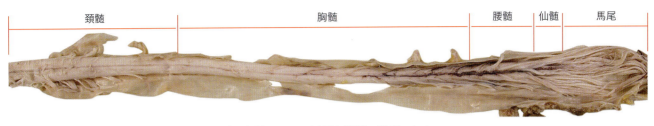

頚髄　　胸髄　　腰髄　仙髄　馬尾

脊髄全長の外観：左側が頚髄で，右側が腰髄・仙髄であり，馬尾も明瞭に観察できる．

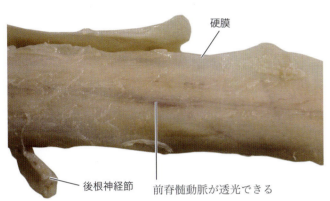

硬膜／後根神経節／前脊髄動脈が透光できる

脊髄の腹側面（硬膜付き）：硬膜の向こう側に前脊髄動脈を透見することができる．

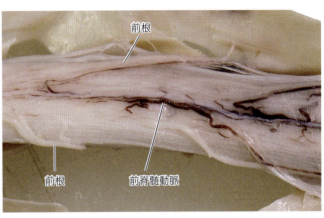

前根／前根／前脊髄動脈

脊髄の腹側面（硬膜を捲る）：腹側正中部に前脊髄動脈が走る．前根が見える．

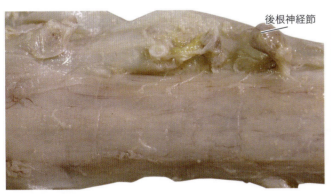

後根神経節

脊髄の背側面（硬膜付き）：後外側に飛び出す後根神経節が見える．

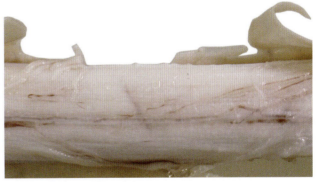

脊髄の腹側面（硬膜を捲る）：背側面の正中部には動脈は走っていない．

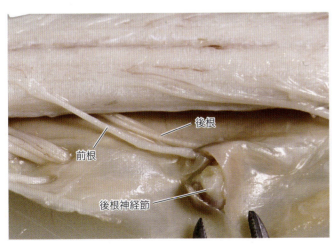

前根／後根／後根神経節

後根神経節：前根，後根の先に団子状の後根神経節を認めるが，硬膜に半分かくれている．

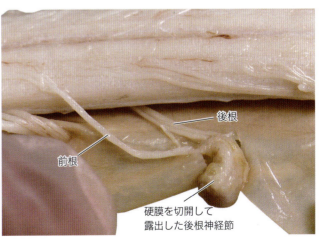

後根／前根／硬膜を切開して露出した後根神経節

後根神経節：硬膜を切開すると，後根の全貌を観察することができる．

J 脊髄の外観

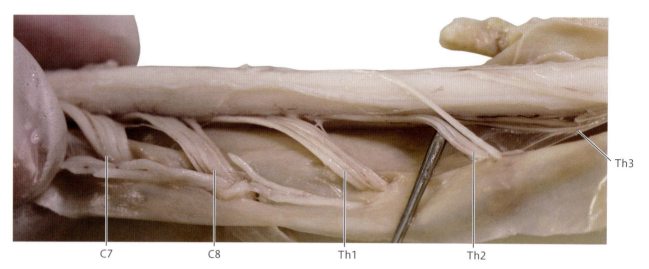

頚髄・胸髄のレベル（後根の太さの違いによるレベル決め）：C7，C8，Th1 の後根は太いが，Th2 から急に細くなる．頚髄から胸髄にかけてのレベル決めの参考になる．

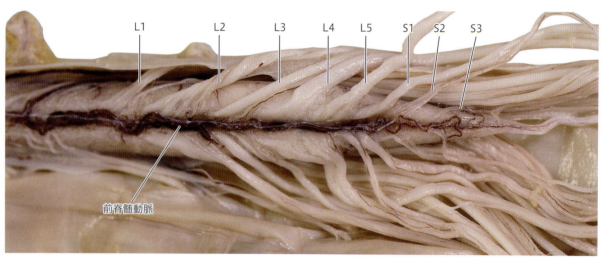

腰髄・仙髄のレベル（前根の太さの違いによるレベル決め）：前を前面から観察すると，S2 で細くなり，S3 がさらに細くなることを目安にレベルを決めることができる．

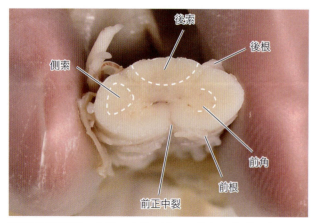

頚髄の横断面：脊髄は大脳と違い，外側が白質で内部に灰白質が位置する．

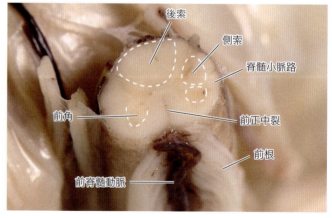

腰髄の横断面：腰髄は，その他のレベルより全体に丸みを帯びる．

第 II 編

病変（疾患）の見方

A 循環障害
1 くも膜下出血 subarachnoidal hemorrhage

くも膜と柔膜の間のくも膜下腔にある動脈，あるいは，静脈の破綻で生じる出血である．脳動脈瘤，動静脈奇形，もやもや病，動脈硬化などの血管病変が基礎にある場合と，頭部外傷などによる様々な要因に起因する血管の破綻によって生じる場合がある．脳底部の動脈破綻による大量出血の場合は，脳幹圧迫，脳室内穿破によるヘルニアなどにより死に至ることも多い．架橋静脈の破綻の場合は出血病変が限局することが多い．

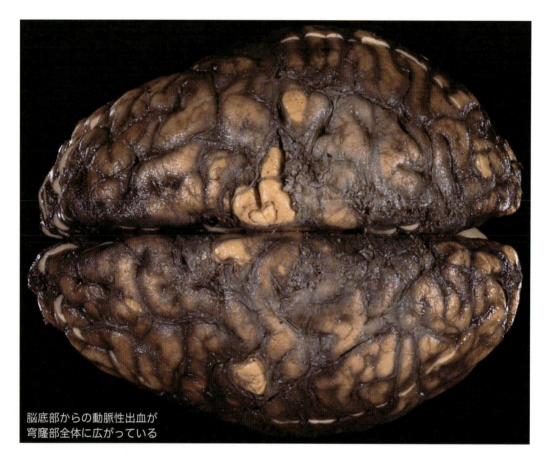

脳底部からの動脈性出血が穹窿部全体に広がっている

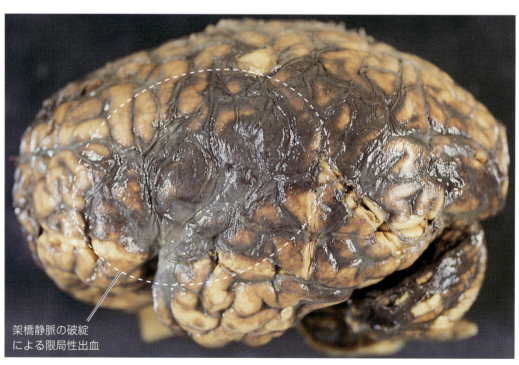

架橋静脈の破綻による限局性出血

A 循環障害

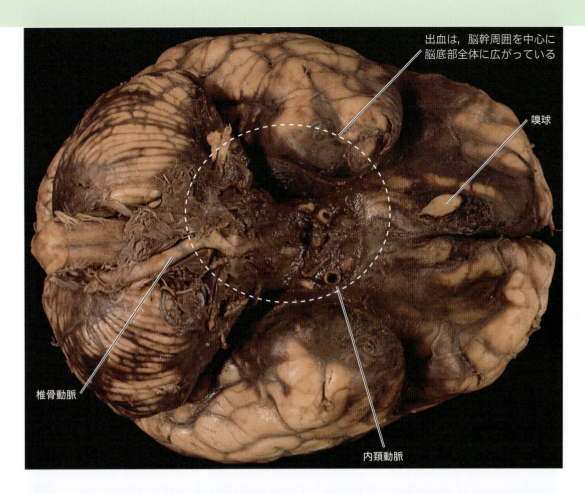

出血は，脳幹周囲を中心に脳底部全体に広がっている

嗅球

内頸動脈

椎骨動脈

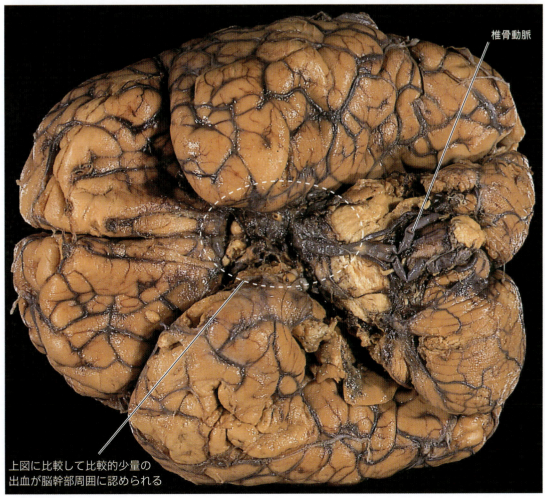

椎骨動脈

上図に比較して比較的少量の出血が脳幹部周囲に認められる

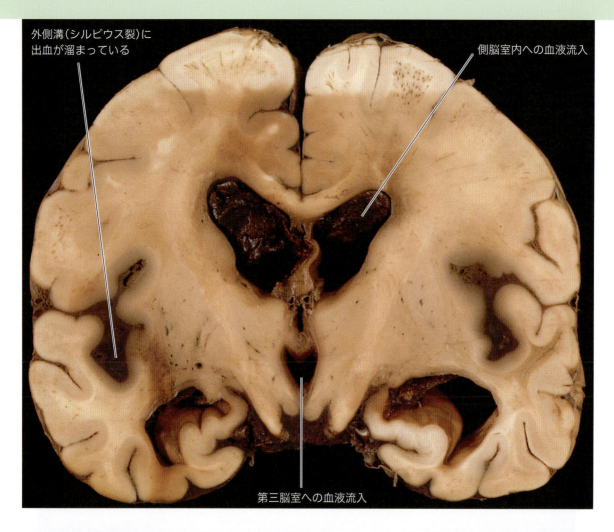

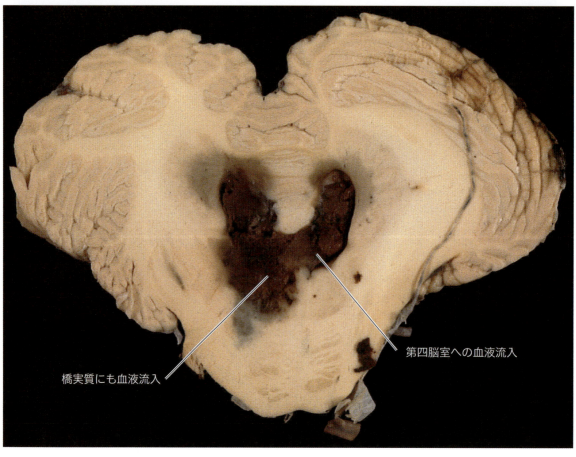

2 心停止後脳症 cardiac arrest encephalopathy

心停止や窒息など，急激な酸素欠乏が生じると，急性低酸素性脳症，あるいは急性無酸素性脳症を引き起こす．局所性の血管閉塞などによる虚血と異なり，心停止による脳への血流途絶の場合，数分後に蘇生したとしても，重篤な後遺症を残す．このような広汎な虚血性状態を心停止後脳症という．大脳皮質は層状壊死に至り，神経細胞は高度に虚血性変化を呈する．白質も著しく軟化する．脳幹部では特に被蓋部が軟化する．小脳も虚血に弱いので障害される．

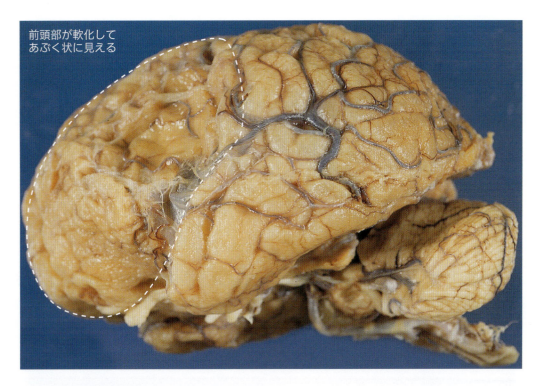

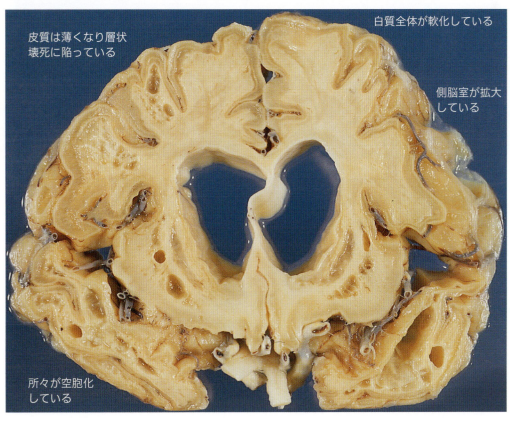

3 | 急性脳梗塞（中大脳動脈領域）acute cerebral infarction

脳梗塞は脳血栓症や脳塞栓症が原因で，脳の血流が低下することにより脳実質が壊死する状態である．脳血栓症（cerebral thrombosis）は，動脈の粥状硬化の部分や，血管分岐部，動脈瘤付近に血栓が形成されて，血流が遮断されるものであるが，非細菌性血栓性心内膜炎で形成される血栓が原因となることもある．脳塞栓症（cerebral embolism）は，血栓のほか，骨折による脂肪細胞，窒素ガス，寄生虫などが栓子となり血流が途絶する状態を言う．血流が遮断された場所によって梗塞領域はさまざまである．

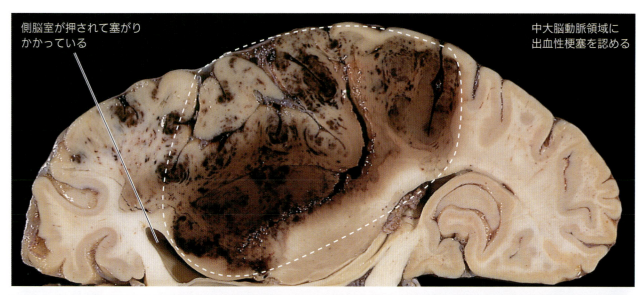

側脳室が押されて塞がりかかっている

中大脳動脈領域に出血性梗塞を認める

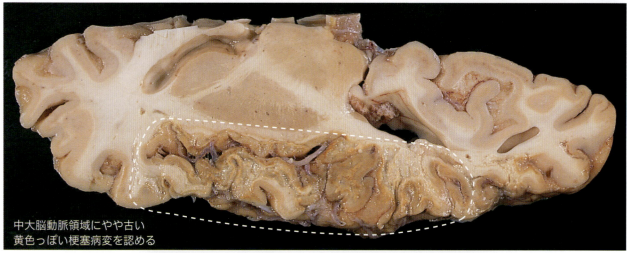

中大脳動脈領域にやや古い黄色っぽい梗塞病変を認める

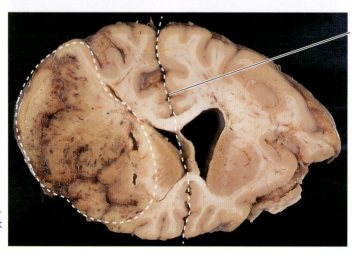

中心線が対側に偏位している

中大脳動脈領域に比較的新しい出血性梗塞を認め，一部は崩れている

4 急性・陳旧性脳梗塞（後大脳動脈領域）
acute/old cerebral infarction

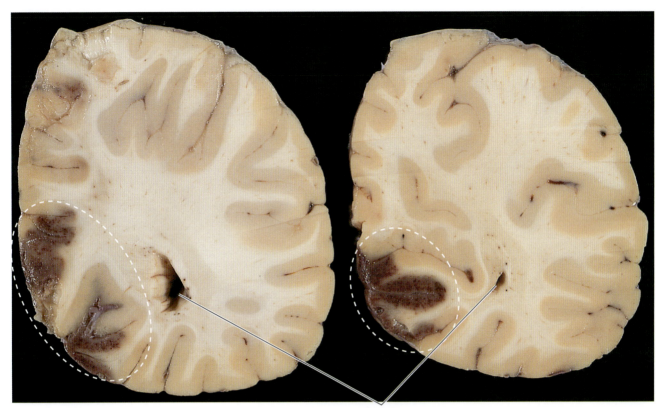

後大脳動脈領域の後頭葉皮質に
出血性梗塞を認める

側脳室後角

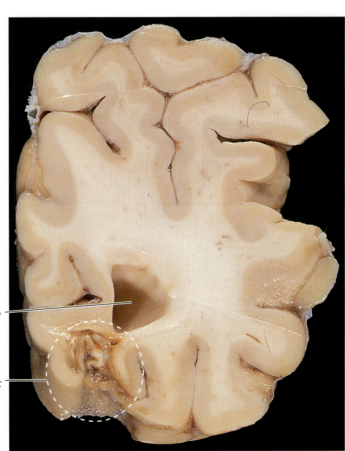

側脳室後角がやや拡大している

後大脳動脈の末梢支配領域に小さな
陳旧性梗塞（囊状）を認める

5 急性脳梗塞（中大脳動脈，前頭前動脈，中心前溝動脈） acute cerebral infarction

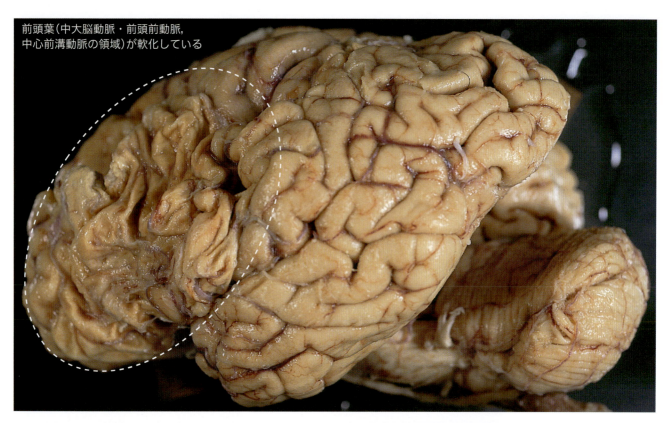

前頭葉（中大脳動脈・前頭前動脈，中心前溝動脈の領域）が軟化している

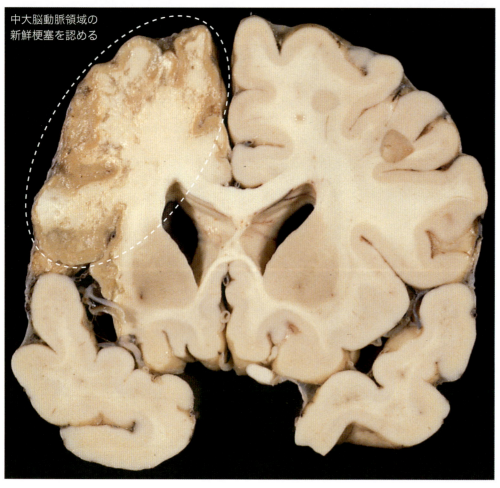

中大脳動脈領域の新鮮梗塞を認める

6 陳旧性脳梗塞（中大脳動脈領域）old cerebral infarction

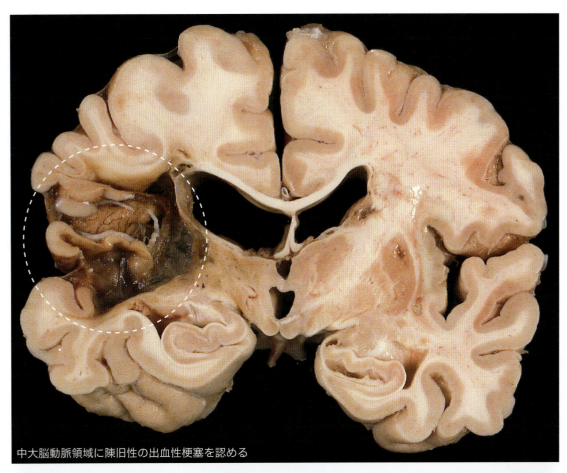

中大脳動脈領域に陳旧性の出血性梗塞を認める

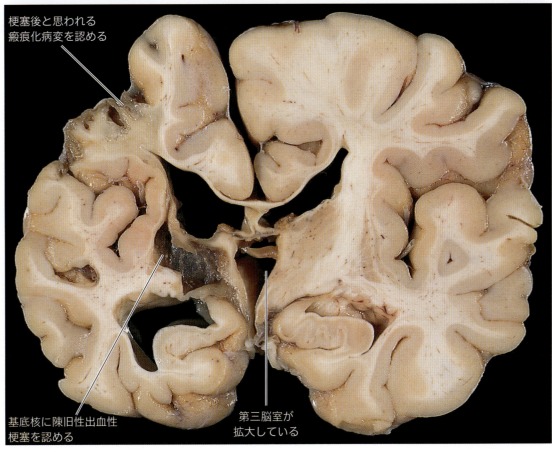

梗塞後と思われる瘢痕化病変を認める

基底核に陳旧性出血性梗塞を認める

第三脳室が拡大している

7 陳旧性脳梗塞（前大脳動脈領域）old cerebral infarction

前大脳動脈領域の梗塞で帯状回，上前頭回が破壊されている　脳梁も薄くなっている

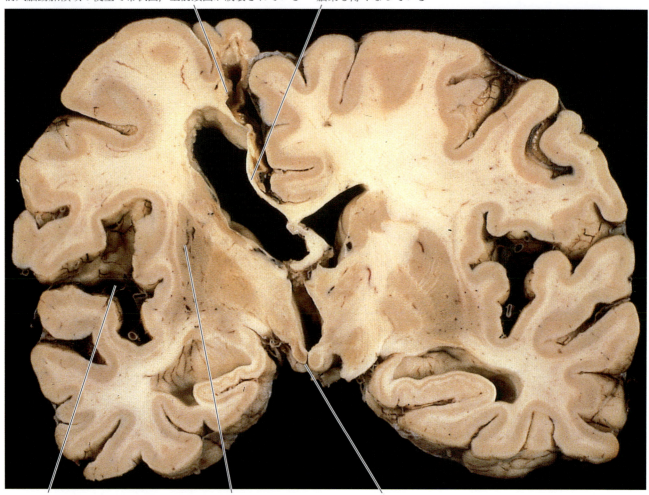

梗塞側の外側溝（シルビウス裂）が開大している

梗塞側の基底核もやや粗鬆化して萎縮しているので中大脳動脈の循環不全も合併したと思われる

乳頭体も萎縮している

出血巣が器質化しつつある

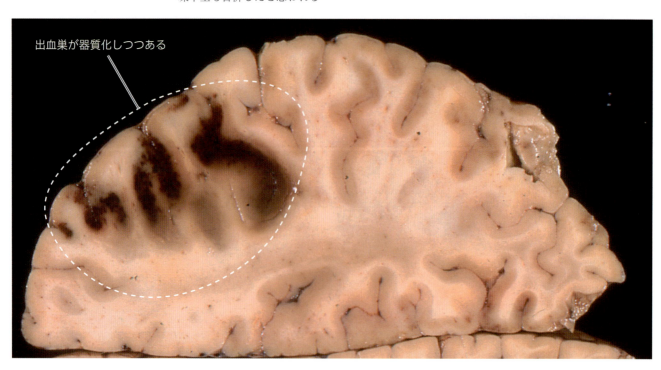

8 ラクナ梗塞 lacunar infarction

主に粥状硬化による非常に小さな梗塞をラクナ梗塞といい，大脳基底核に好発する．境界は明瞭であることが多く，また，出血病変はほとんど伴わない．基底核の動脈の石灰化を伴うこともしばしばである．高齢になるほど多く認める．無症候性の場合も多い．

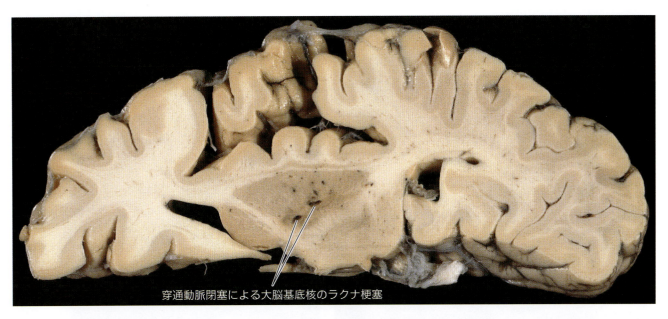

穿通動脈閉塞による大脳基底核のラクナ梗塞

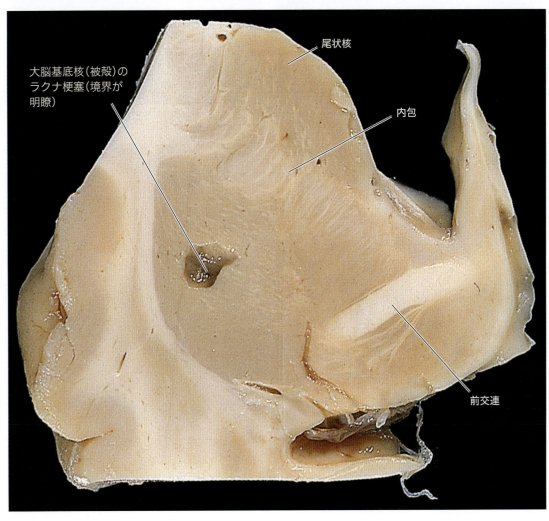

大脳基底核（被殻）のラクナ梗塞（境界が明瞭）
尾状核
内包
前交連

9 多発性脳梗塞（前大脳動脈＋中大脳動脈領域）
multiple cerebral infarction

前大脳動脈と中大脳動脈の広汎な領域での新しい梗塞病変を認める

中心部が凝固壊死の様相を呈するので，急激な血流途絶があったものと推測される

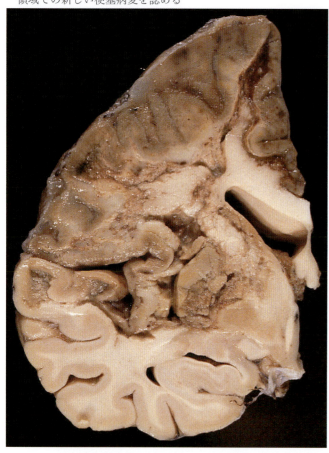
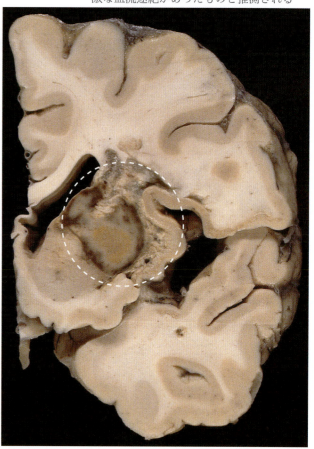

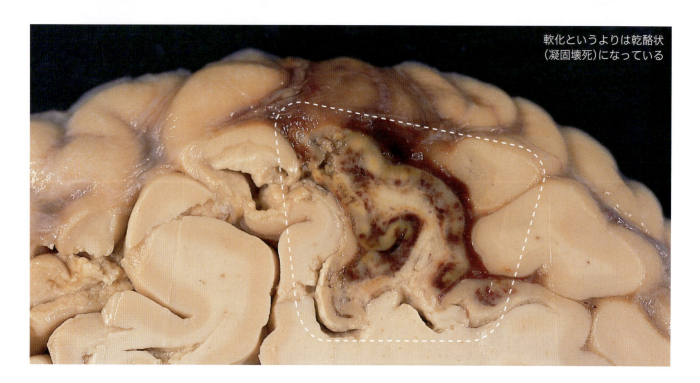

軟化というよりは乾酪状（凝固壊死）になっている

10 多発性脳梗塞（両側中大脳動脈末梢領域）
multiple cerebral infarction

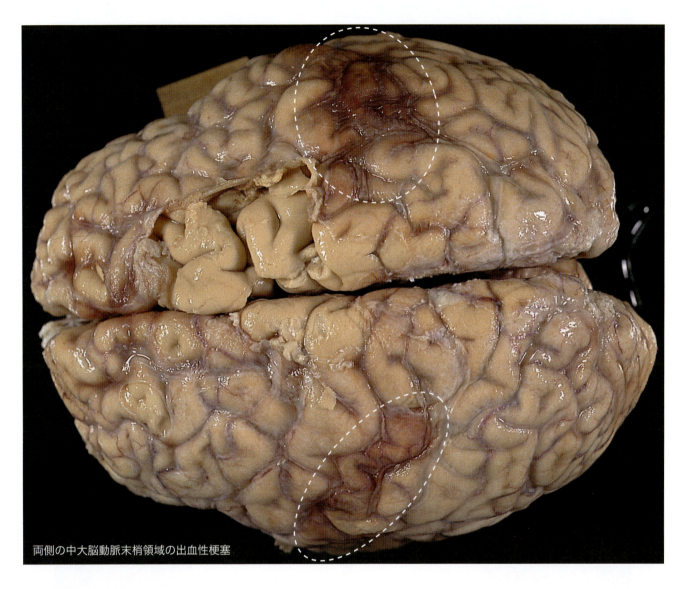

両側の中大脳動脈末梢領域の出血性梗塞

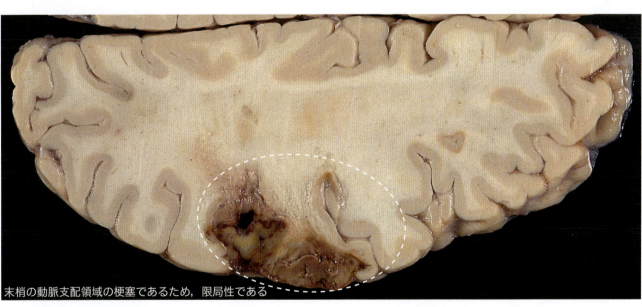

末梢の動脈支配領域の梗塞であるため，限局性である

11 多発性脳梗塞 multiple cerebral infarction

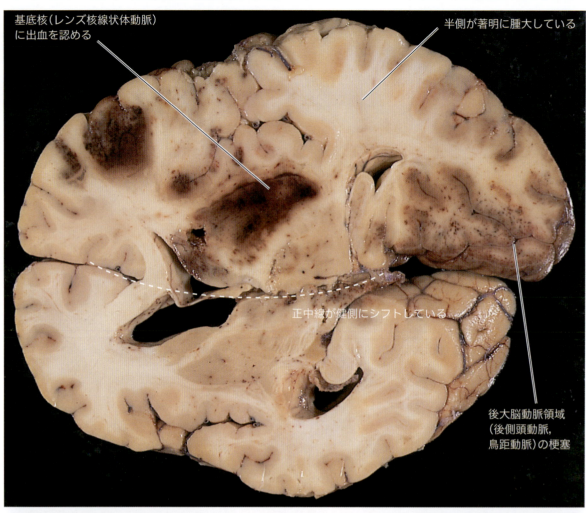

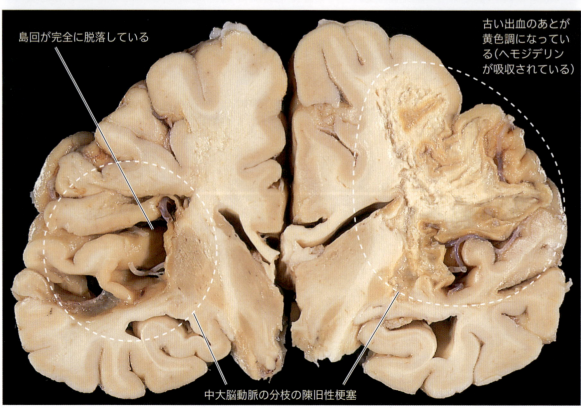

12 動脈硬化 arteriosclerosis

血管内膜に主にコレステロールなどの脂質に沈着し，粥状硬化斑（アテローム斑）が形成され，その結果，脳底部の太い動脈では一見さらに太く見えるが，血管の内腔は狭窄し，高度になると閉塞する．内腔の粥状硬化の一部が剥がれて塞栓症を起こすこともある．脳底部の比較的太い動脈の分岐部に生じることが多い．細い動脈に硬化が生じたものは，細動脈硬化と言う．脳内の動脈では中膜が硬化することはない．

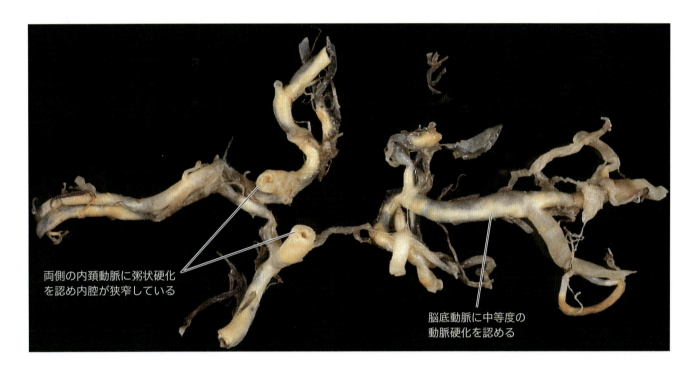

両側の内頸動脈に粥状硬化を認め内腔が狭窄している

脳底動脈に中等度の動脈硬化を認める

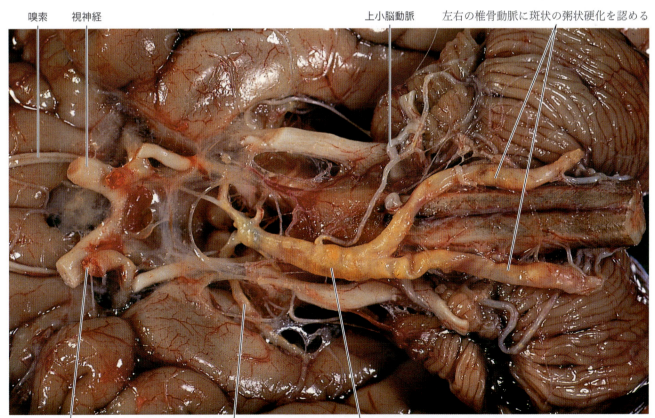

嗅索　視神経　　　　　　　　　　上小脳動脈　左右の椎骨動脈に斑状の粥状硬化を認める

内頸動脈　　後大脳動脈　脳底動脈が太くなっている

13 動脈瘤 cerebral aneurysm

動脈壁が瘤状に外側に突出・隆起した病変を総称して脳動脈瘤と言う．筋性動脈である前・中・後大脳動脈などの分岐部は高血圧などのストレスに脆弱になっており囊状動脈瘤が形成されやすい．粥状硬化病変が生じて圧がかかり過ぎになると紡錘状に膨大し動脈硬化性動脈瘤を形成する．一方，敗血症や細菌性心内膜炎などの感染性疾患により，脳内の血管そのものも細菌感染の危険にさらされることがあり，炎症部分の血管が脆くなり比較的小さな瘤を形成することもあり，感染性動脈瘤と言う．さらに，中膜と内弾性板の間に裂け目（解離）が生じ，動脈瘤を形成することもある（解離性動脈瘤）．

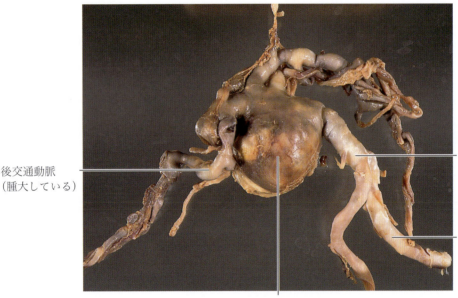

後交通動脈（腫大している）　脳底動脈（腫大している）　椎骨動脈
脳底動脈の巨大な動脈瘤

14 もやもや病 Moyamoya disease

動脈と静脈が複雑に吻合して異常で未分化な血管集合体を形成したもので，造影検査でもやもやしたように見えるので本名がついている．このような異常血管は大脳の表面にみられることが多いが，脳実質内にも形成されることがある．吻合が破綻するとくも膜下出血や脳内出血を引き起こす．また，難治性てんかんの原因にもなることがある．

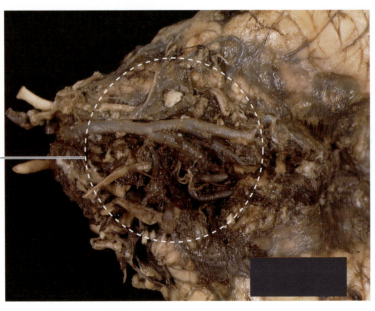

多数の細い動脈が錯綜している

A 循環障害

15 ジデローシス siderosis

血管外に出た赤血球がヘモジデリンになり脳実質や脳表面に沈着し，黄褐色から茶褐色に変色している状態を言う．原因は脳実質内であれば脳出血の後遺症であり，脳表面であればくも膜下出血によることが多く，後者は表在性ジデローシスとも言われる．また，上記のようなエピソードがない原因不明のものもある．

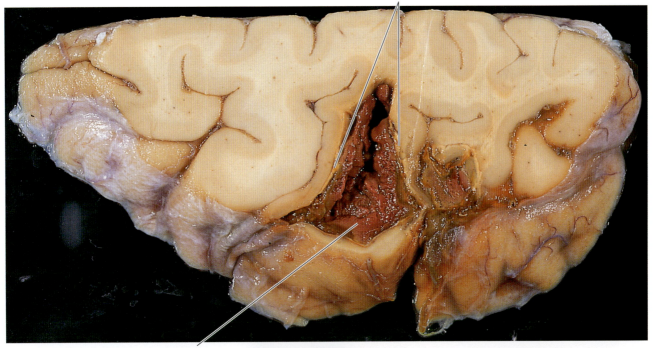

偽膜様の境界が黄褐色調（ヘモジデリン沈着）を呈している

血腫が陳旧化している（頭頂部）

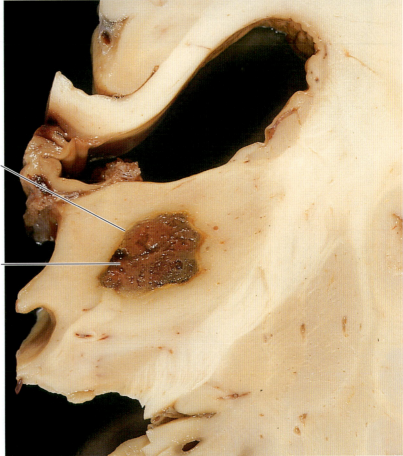

境界部分が黄褐色調（ヘモジデリン沈着）を呈している

血腫が陳旧化している（視床）

A 循環障害

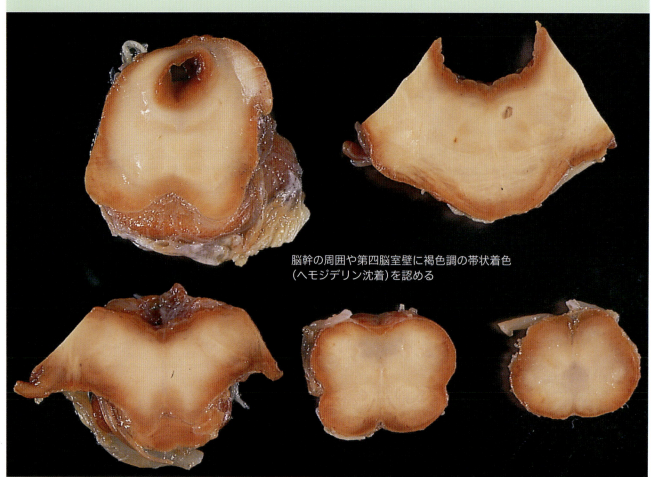

脳幹の周囲や第四脳室壁に褐色調の帯状着色（ヘモジデリン沈着）を認める

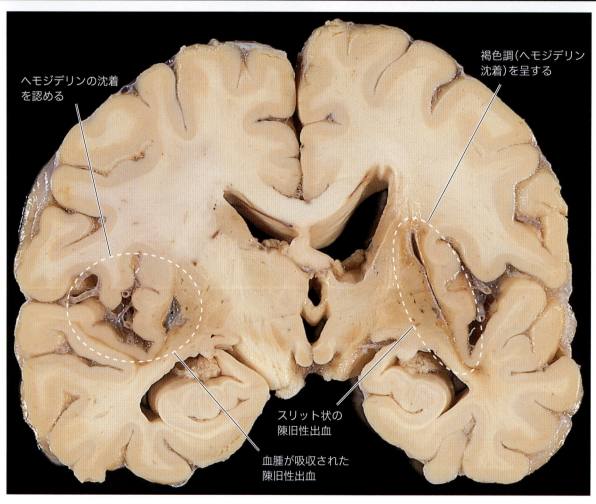

ヘモジデリンの沈着を認める

褐色調（ヘモジデリン沈着）を呈する

スリット状の陳旧性出血

血腫が吸収された陳旧性出血

16 小脳梗塞 cerebellar infarction

小脳に血液を供給している上小脳動脈，前下小脳動脈，後下小脳動脈などの閉塞により，その血流領域に梗塞をきたす．

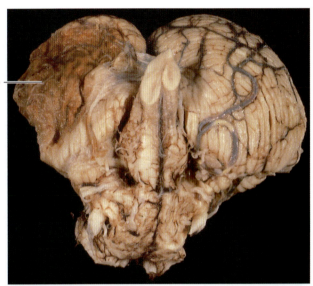

右小脳半球（後下小脳動脈領域）の出血性梗塞

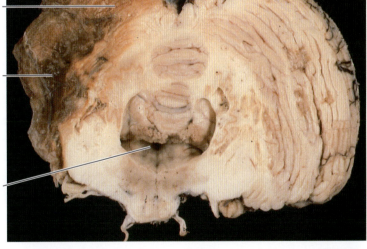

周囲がヘモジデリン沈着により褐色調を呈している

右小脳半球（後下小脳動脈領域）の出血性梗塞

第四脳室が拡大している

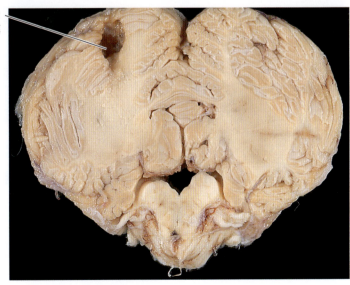

前下小脳動脈の末梢部の小梗塞

17 脳幹出血 brain stem hemorrhage

脳底動脈から橋へ分枝する橋傍正中枝，短周動脈などの破綻によって脳幹出血を引き起こすことが多い．橋正中部，底部の片側，被蓋部など，出血の分布にはいくつかのパターンがある．

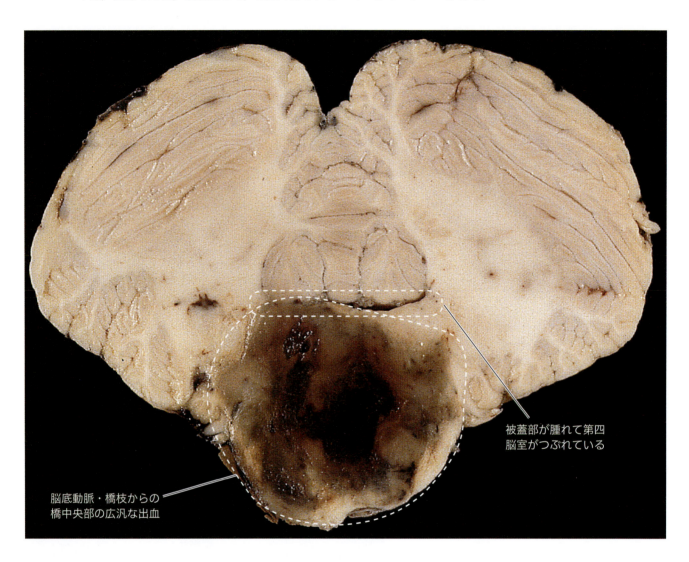

被蓋部が腫れて第四脳室がつぶれている

脳底動脈・橋枝からの橋中央部の広汎な出血

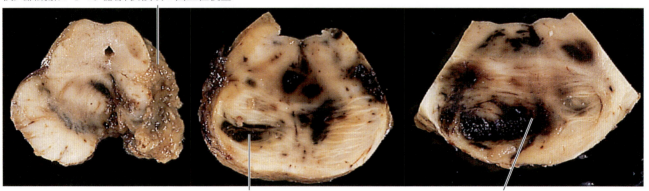

後大脳動脈からの大脳脚枝領域の出血性梗塞

脳底動脈・短廻旋枝からの出血

脳底動脈・橋枝からの出血

19 脳実質内出血の脳室内穿破 intracerebral hemorrhage

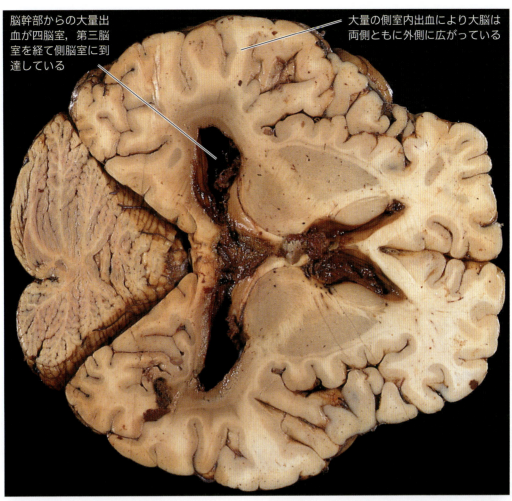

- 脳幹部からの大量出血が四脳室，第三脳室を経て側脳室に到達している
- 大量の側室内出血により大脳は両側ともに外側に広がっている

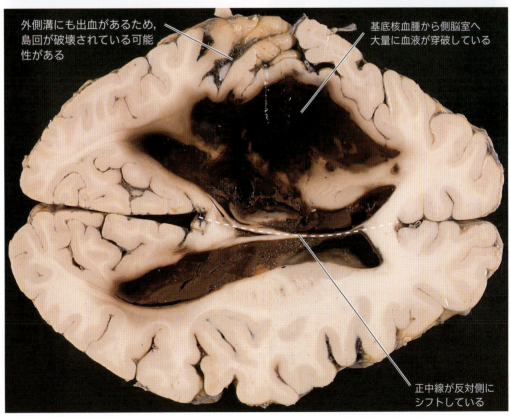

- 外側溝にも出血があるため，島回が破壊されている可能性がある
- 基底核血腫から側脳室へ大量に血液が穿破している
- 正中線が反対側にシフトしている

20 脳出血（基底核, その他）intracerebral hemorrhage

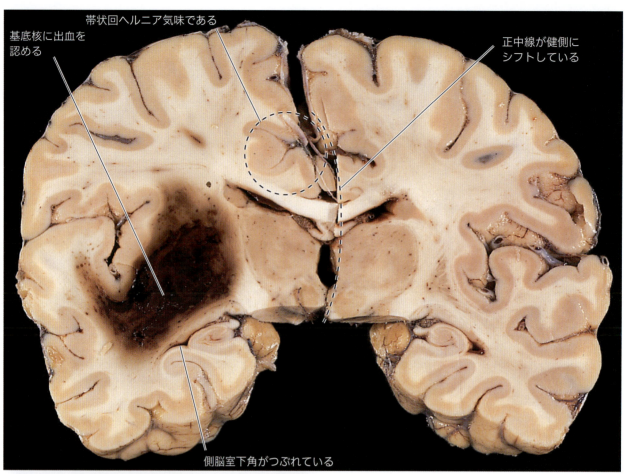

- 帯状回ヘルニア気味である
- 基底核に出血を認める
- 正中線が健側にシフトしている
- 側脳室下角がつぶれている

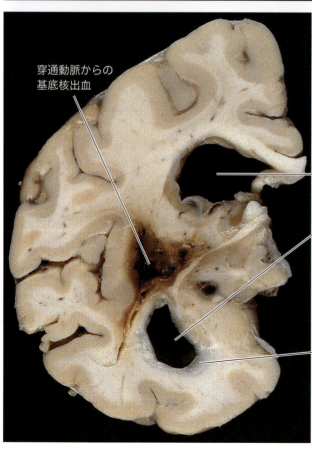

- 穿通動脈からの基底核出血
- 化膿性髄膜炎と脳室炎による髄液通過障害によって水頭症になっている
- 脳室炎により側脳室壁が白色になっている

A 循環障害

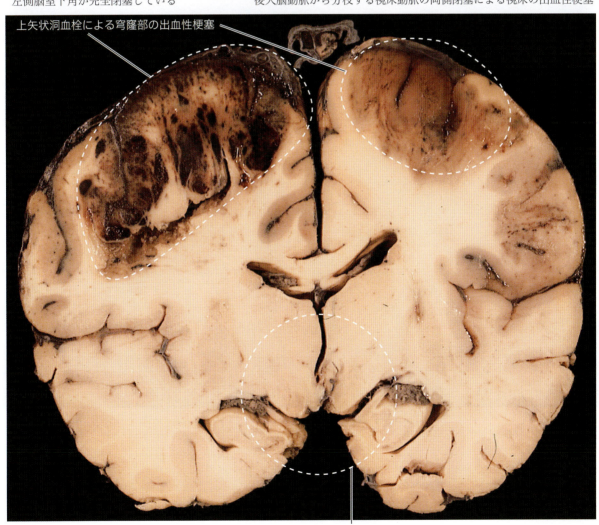

側脳室が完全閉塞している
全体的に腫れた脳であり，脳回が平坦化している
左側脳室下角が完全閉塞している
後大脳動脈から分枝する視床動脈の両側閉塞による視床の出血性梗塞
上矢状洞血栓による穹窿部の出血性梗塞
穹窿部の浮腫により中心部が下方に押されている

B 感染症
1 化膿性髄膜炎 purulent meningitis

細菌性髄膜炎のうち急性病変として化膿性産物が析出している状態を急性化膿性髄膜炎という．髄膜炎菌，インフルエンザ桿菌，肺炎球菌，大腸菌などが原因菌としては一般的である．今日では抗菌薬が発達しており，適切な治療を受けていれば，顕著な肉眼所見を広範に認めることは少ない．

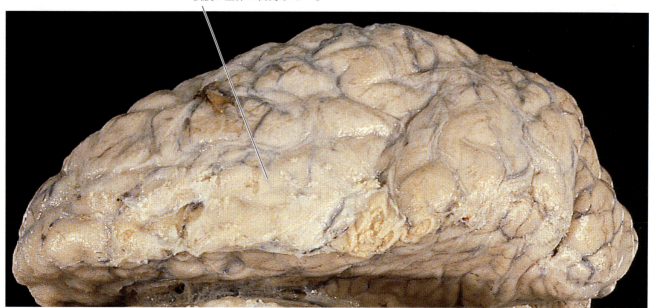

軟膜が全体に白濁している

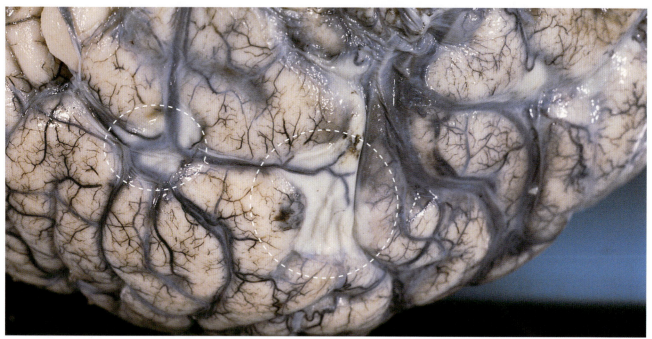

軟膜が限局性に肥厚して白濁している

B 感染症

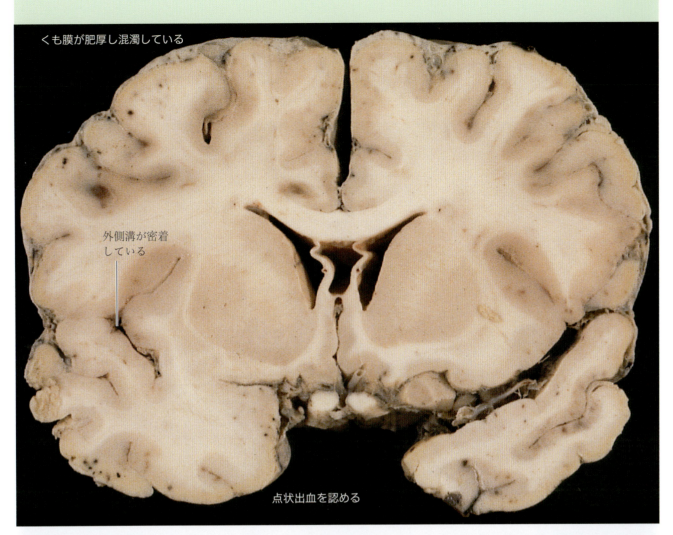

くも膜が肥厚し混濁している
外側溝が密着している
点状出血を認める

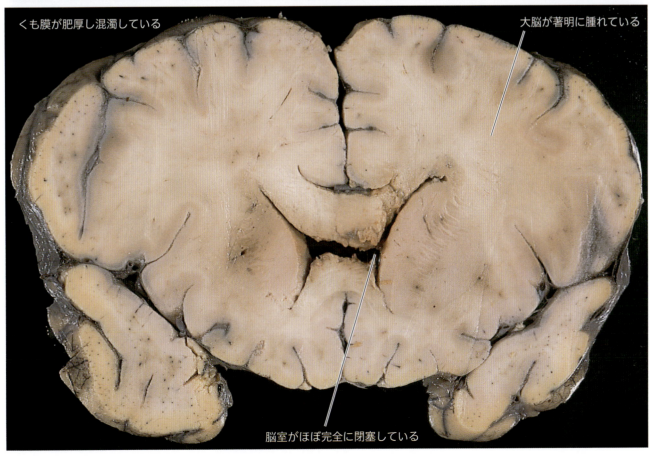

くも膜が肥厚し混濁している
大脳が著明に腫れている
脳室がほぼ完全に閉塞している

2 化膿性脳室炎 purulent ventriculitis

髄膜炎や髄膜脳炎が脳室まで波及した場合，脳室炎を引き起こす．

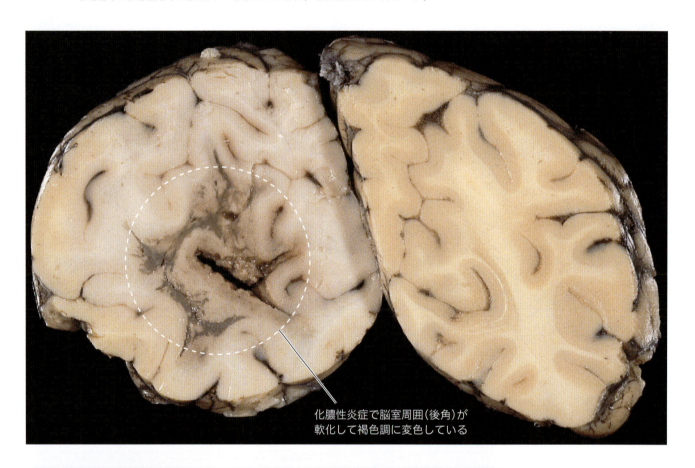

化膿性炎症で脳室周囲（後角）が軟化して褐色調に変色している

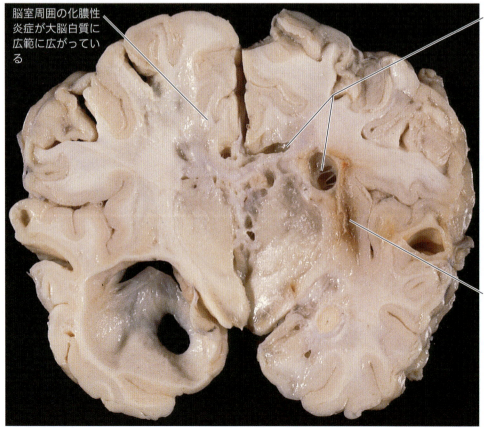

脳室周囲の化膿性炎症が大脳白質に広範に広がっている

一部は囊状になっている

出血が古くなって茶褐色になっている

3 亜急性硬化性汎脳炎 subacute sclerosing panencephalitis（SSPE）

麻疹ウイルスがオリゴデンドログリアに感染して生じるウイルス感染症であり，感染後しばらくしてから発症する遅発性感染症である．発症当初は脳が浮腫状になるが，年数が経過すると，オリデンゴドログリアが産生している髄鞘が豊富な白質が，髄鞘の崩壊により高度に萎縮してくる．それに伴って側脳室は著明に拡大する．基本的には白質病変が主体であるが，大脳皮質，基底核など，灰白質も障害されてくる．

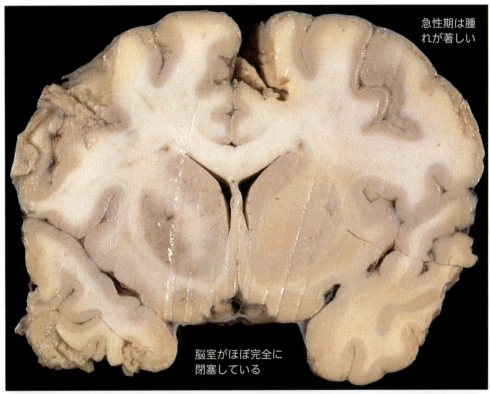

急性期は腫れが著しい

脳室がほぼ完全に閉塞している

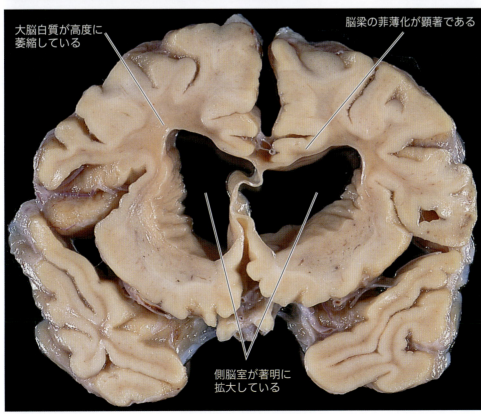

大脳白質が高度に萎縮している

脳梁の菲薄化が顕著である

側脳室が著明に拡大している

68　B　感染症

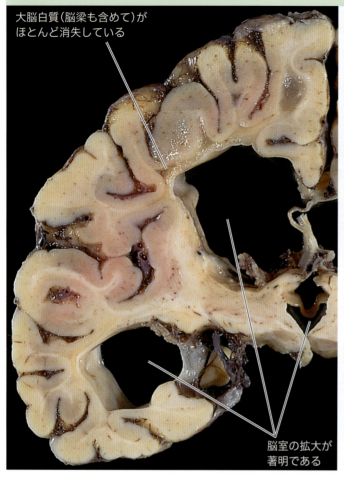

大脳白質（脳梁も含めて）が
ほとんど消失している

脳室の拡大が
著明である

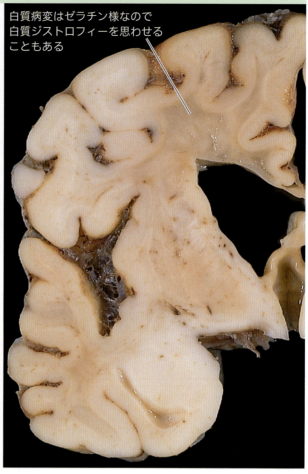

白質病変はゼラチン様なので
白質ジストロフィーを思わせる
こともある

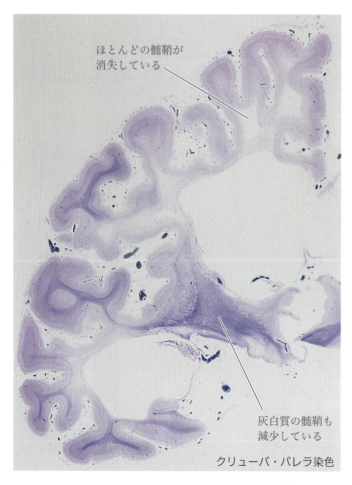

ほとんどの髄鞘が
消失している

灰白質の髄鞘も
減少している

クリューバ・バレラ染色

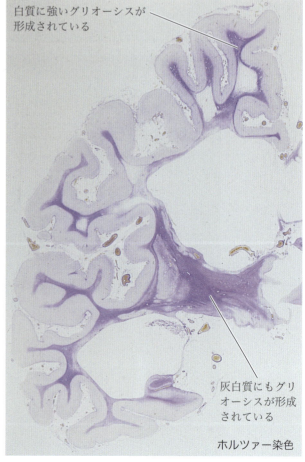

白質に強いグリオーシスが
形成されている

灰白質にもグリ
オーシスが形成
されている

ホルツァー染色

4 ヘルペス脳炎 herpes simplex encephalitis

1型ウイルス（口部ヘルペス）による脳炎であり，側頭葉，大脳辺縁系の，特に脳底部を好んで冒す．出血を伴う破壊性病変を惹起することも特徴であり，陳旧化した症例では側頭葉がスポンジ状になることがある．

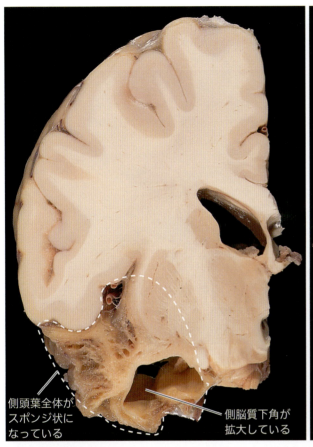

側頭葉全体がスポンジ状になっている

側脳質下角が拡大している

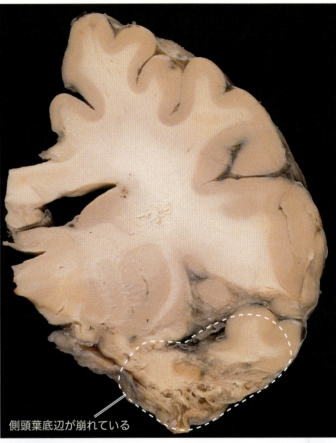

側頭葉底辺が崩れている

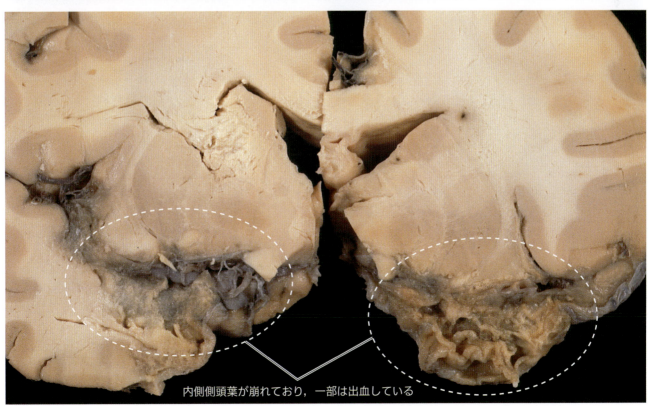

内側側頭葉が崩れており，一部は出血している

5 エイズ白質脳症 AIDS leukoencephalopathy

レトロウイルスに属するヒト免疫不全ウイルスが，脳内ではマクロファージに感染し，主に大脳白質が標的となる．大脳は全体に萎縮し，特に白質の萎縮が強い．基底核も変性することがある．これらに伴い側脳室が拡大する．組織学的にはリンパ球，ミクログリアの浸潤に加えて，多核マクロファージが出現し，その細胞質内にウイルスが証明される．

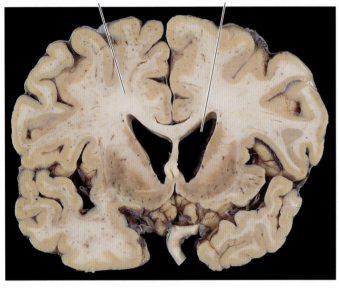

大脳白質が軽度萎縮している　　側脳室が軽度拡大している

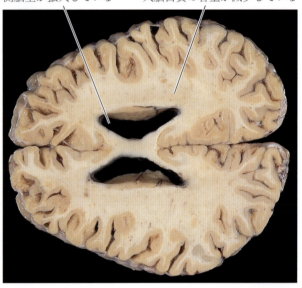

側脳室が拡大している　　大脳白質の容量が減少している

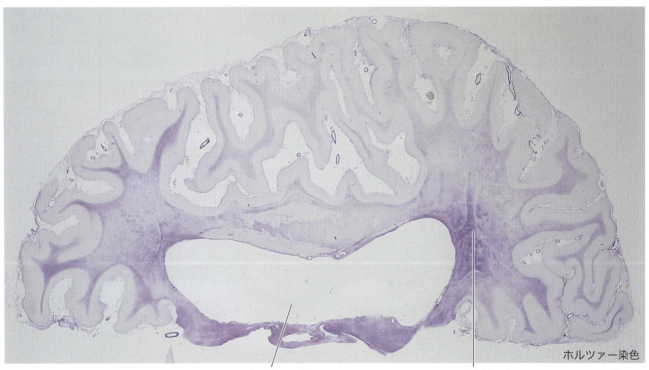

側脳室の著明な拡大　　大脳白質に広汎なグリオーシスを認める

ホルツァー染色

6 結核性髄膜炎 tuberculous meningitis

結核菌による髄膜炎であり，脳底部や脳幹部に好発する．肉芽腫性の病変である結核結節は白色～黄色のチーズのような様相を呈すことから乾酪壊死といわれる．組織学的には類上皮細胞の浸潤や，結核菌が確認される．脳底部に隣接する脳実質にも病変が及ぶことも多い．脳底部を好んで冒すため，遷延例では髄液の流れが悪くなり，水頭症を生じることがある．

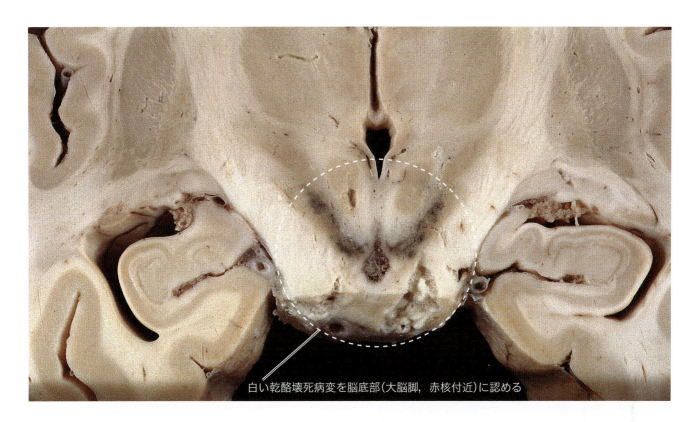

白い乾酪壊死病変を脳底部（大脳脚，赤核付近）に認める

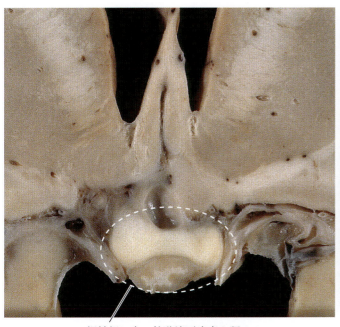

視神経に白い乾酪壊死病変を認める

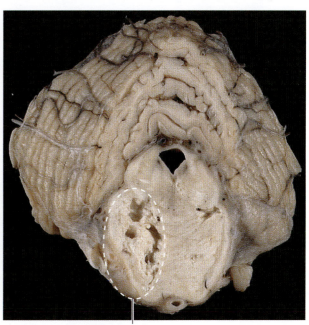

脳幹部（橋）が壊死している

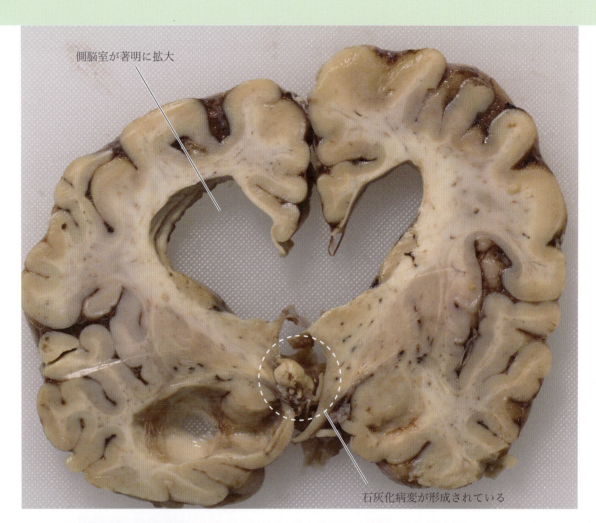

側脳室が著明に拡大

石灰化病変が形成されている

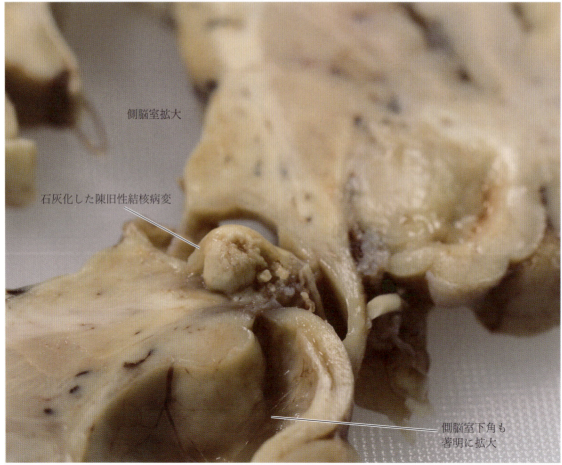

側脳室拡大

石灰化した陳旧性結核病変

側脳室下角も著明に拡大

7 進行性多巣性白質脳症 progressive multifocal leukoencephalopathy(PML)

オリゴデンドログリアの核内にパポーバ（papova）ウイルスに属するJCウイルスが感染することにより，髄鞘が破壊されるウイルス感染性の脱髄疾患である．悪性腫瘍や慢性炎症性疾患などの消耗状態に伴うことが多い．病変の首座は大脳白質であり，脱髄巣が散在性に形成され，次第に融合するものもある．

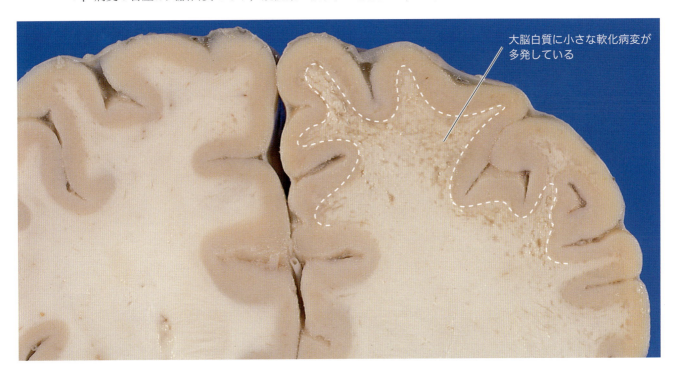

大脳白質に小さな軟化病変が多発している

8 クリプトコッカス脳症 cryptococcosis

ハトなどの糞で増殖して土壌中に存在し，さらには空中にも浮遊しているクリプトコッカス・ネオフォルマンスを病原体とする真菌症であり，呼吸器の病巣から血行性に脳に伝播することがある．小さな囊胞（cyst）が多発性に形成されることが特徴である．

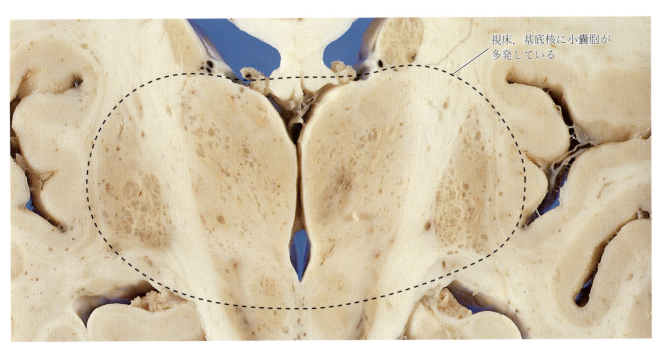

視床，基底核に小囊胞が多発している

C 変性疾患
1 アルツハイマー病 Alzheimer disease (AD)

前頭葉，側頭葉が主に萎縮し，側脳室が拡大することなどの肉眼所見はピック病と類似する．神経細胞や軸索にリン酸化タウが蓄積することに加えて，アミロイドが神経網（ニューロピル）に蓄積するタイプの認知症である．前者はアルツハイマー神経原線維変化，ニューロピルスレッド，異栄養軸索などの病理構造を形成し，後者は老人斑（アミロイド斑）として観察される．

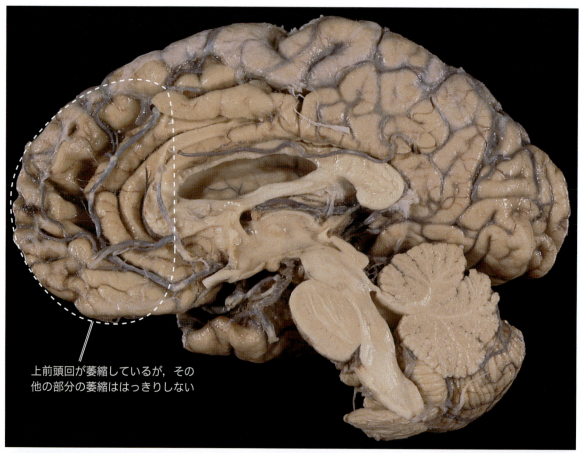

上前頭回が萎縮しているが，その他の部分の萎縮ははっきりしない

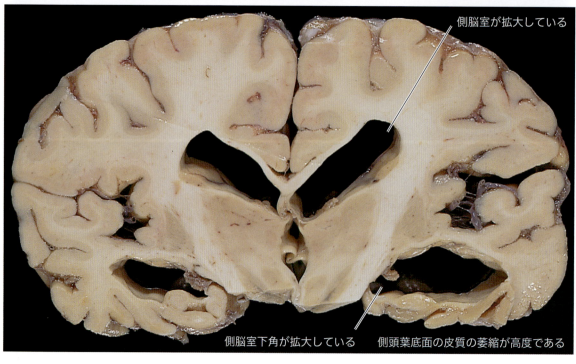

側脳室が拡大している

側脳室下角が拡大している　側頭葉底面の皮質の萎縮が高度である

2 ピック病 Pick disease

神経細胞やグリア細胞にリン酸化タウが蓄積するタウオパチーの一種であり，認知症を呈する．前頭葉，側頭葉が主に萎縮するので，葉性萎縮とも言われる．側頭葉萎縮に伴い側脳室，特に後角の拡大を認める．アルツハイマー病も同様の所見を呈するので，神経細胞内に形成されるピック球の有無など，組織学的に鑑別する．リン酸化 TDP-43 も神経細胞や変性神経突起に蓄積してくる．前頭側頭葉変性症の典型例である．

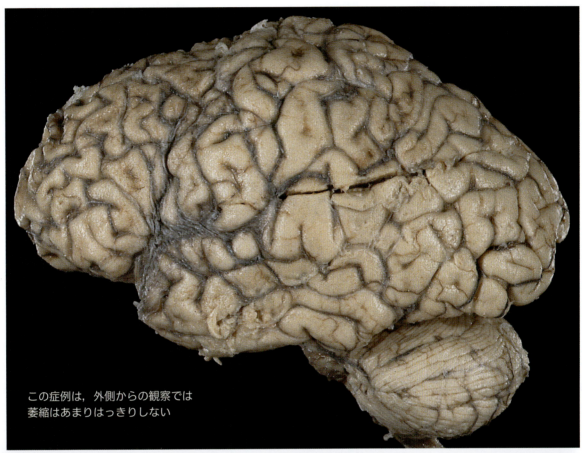

この症例は，外側からの観察では萎縮はあまりはっきりしない

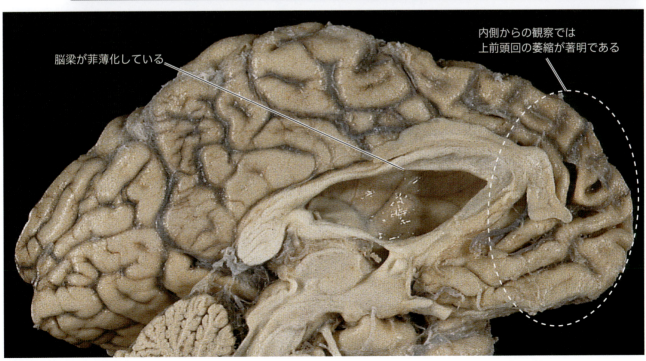

脳梁が菲薄化している

内側からの観察では上前頭回の萎縮が著明である

76　C　変性疾患

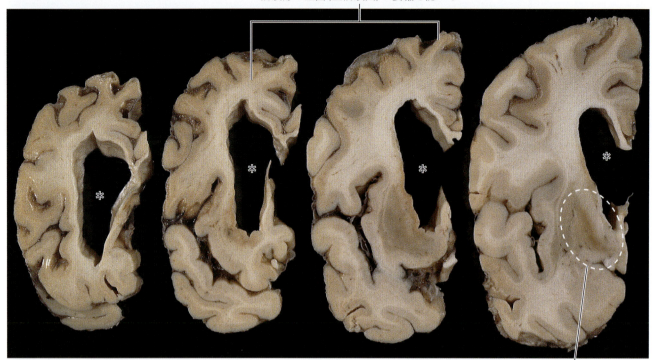

前頭部の上面（上前頭回）の萎縮を認める

側脳室が著しく拡大している（＊）　　　基底核の一部が褐色調を呈し萎縮している

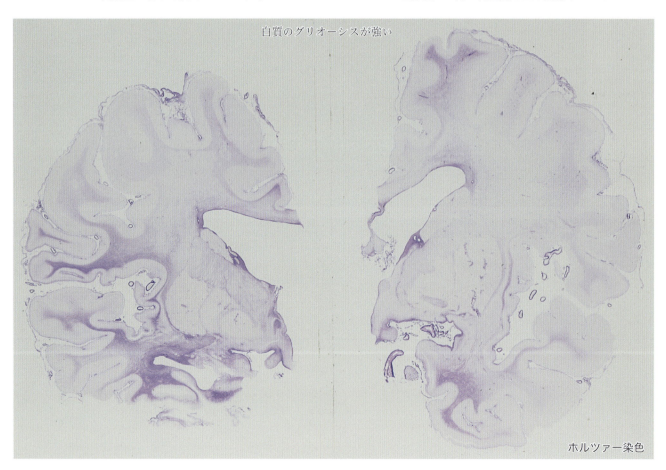

白質のグリオーシスが強い

ホルツァー染色

3 進行性核上性麻痺 progressive supranuclear palsy (PSP)

神経細胞やグリア細胞にリン酸化タウが蓄積するタウオパチーの代表疾患である．淡蒼球，視床下核（ルイ体）に萎縮がみられる．脳幹では黒質も変性する．また脳幹被蓋の萎縮も伴う．小脳萎縮はないが，歯状核は変性する．それに伴い上小脳脚が変性することがある．一方，大脳の萎縮はあまり目立たない．神経細胞にはリン酸化タウの蓄積産物であるアルツハイマー神経原線維変化が形成される．グリア細胞であるアストロサイトの近位の突起にもリン酸化タウが蓄積し，房様アストロサイトと言い，本症の診断意義がある．

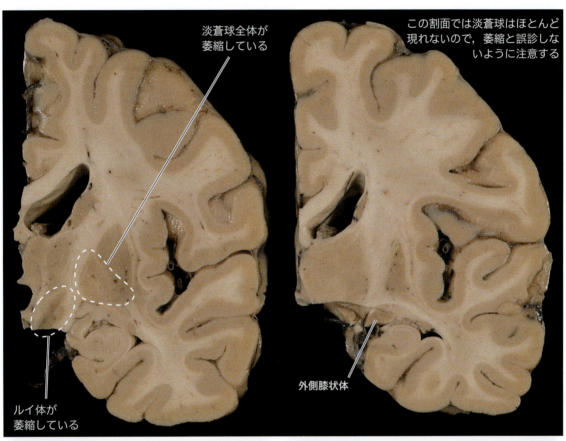

淡蒼球全体が萎縮している
この割面では淡蒼球はほとんど現れないので，萎縮と誤診しないように注意する
外側膝状体
ルイ体が萎縮している

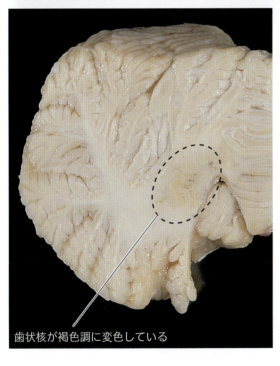

歯状核が褐色調に変色している

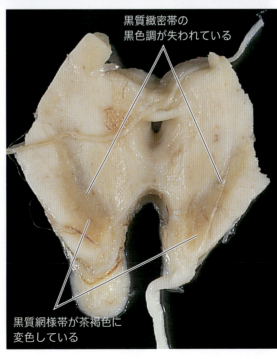

黒質緻密帯の黒色調が失われている
黒質網様帯が茶褐色に変色している

4 皮質基底核変性症 corticobasal degeneration（CBD）

神経細胞やグリア細胞にリン酸化タウが蓄積するタウオパチーの代表疾患である．前頭葉，頭頂葉などに限局性の皮質萎縮を認め左右さがあることが多い．視床下核，淡蒼球，視床，赤核，黒質にも萎縮が認められることがある．神経細胞にはリン酸化タウが均質に染まるような，いわゆるプレタングルが形成される．アストロサイトの遠位部の突起にもリン酸化タウが蓄積して，アストロサイト斑と言われる．

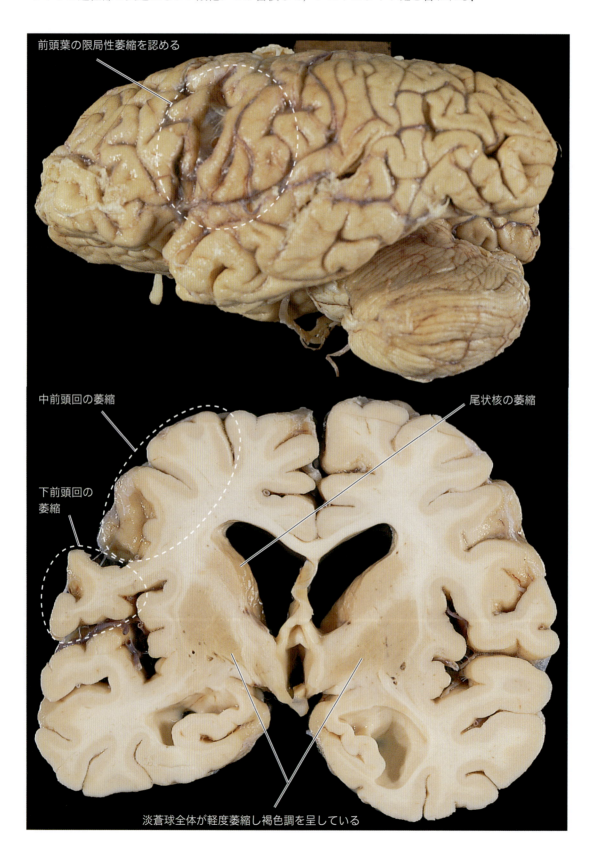

5 多系統萎縮症 multiple system atrophy (MSA)

オリーブ橋小脳萎縮症，線条体黒質変性症，および，シャイ・ドレーガー症候群を包括する疾患であり，オリゴデンドログリア内にリン酸化αシヌクレインの蓄積が共通して認められる．小脳皮質・白質，橋（特に腹側），下オリーブ核，黒質，線条体（特に被殻），胸髄側角の萎縮を認める．特に被殻の褐色変性像は本症の診断的な意義のある肉眼所見である．シヌクレイノパチーの代表疾患の1つである．

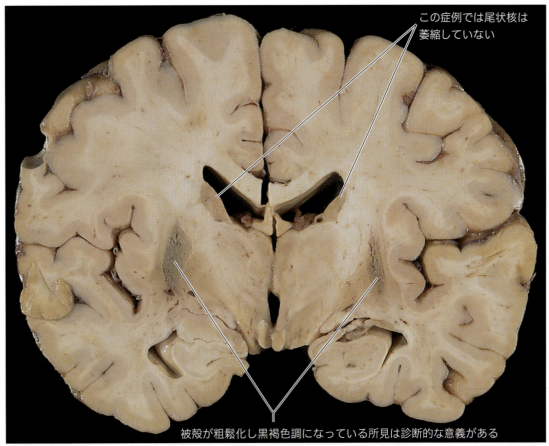

この症例では尾状核は萎縮していない

被殻が粗鬆化し黒褐色調になっている所見は診断的な意義がある

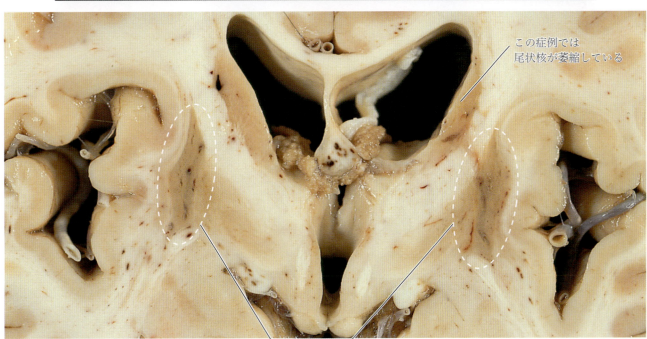

この症例では尾状核が萎縮している

上図に比べると被殻の色調変化は軽いが明らかに褐色調になって萎縮している

80　C　変性疾患

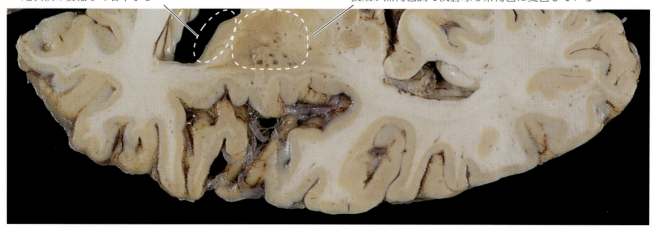

尾状核は萎縮して若干小さい　　　　　　　　　　被殻が黒褐色調で淡蒼球も茶褐色に変色している

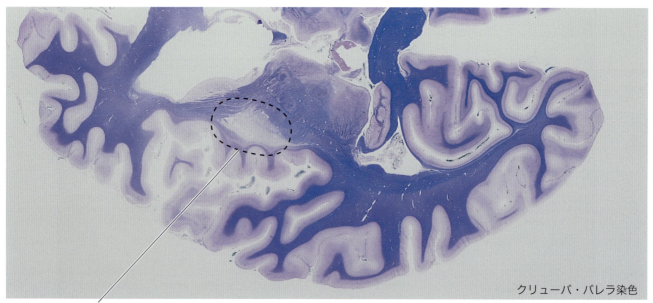

クリューバ・バレラ染色

変性による髄鞘破壊のため，被殻が染色されず白っぽくなっている

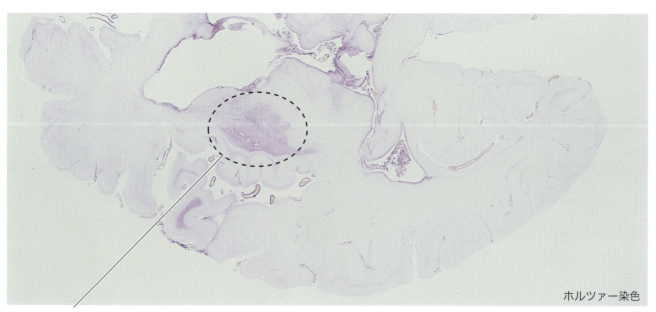

ホルツァー染色

上図の変性部位に強いグリオーシスが形成されている

C 変性疾患　81

脳底動脈の向こう側の橋腹側部は萎縮により丸みを失っている

脳底動脈

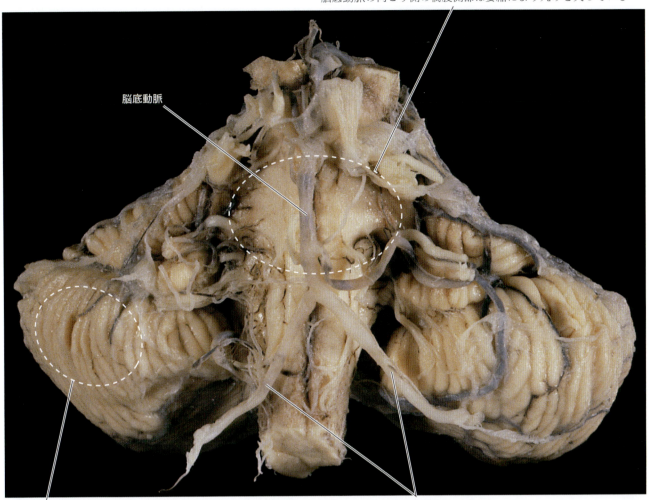

小脳の脳回はところどころで隙間が見えるので萎縮の存在が示唆される　　　椎骨動脈

歯状線は二次変性で茶褐色　　　白質の容量が少なくなっている

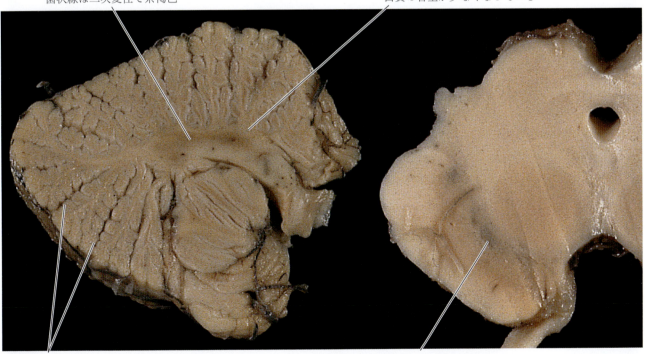

萎縮しているので脳回の隙間が目立つ　　　黒質の本来の黒色調が中等度，低下している

6 特発性パーキンソン病 idiopathic Parkinson disease

黒質緻密帯の神経細胞内の褐色色素である神経メラニンが崩壊するため，肉眼的には褐色調を失い，脱色素の所見を呈する．脱色素は青斑核でも生じる．神経細胞内にはリン酸化αシヌクレインを成分とするレビー小体が形成される．動眼神経核，迷走神経背側核などの脳幹諸核も変性する．大脳皮質や扁桃体，末梢神経（交感神経節，副交感神経節，腸管の神経叢）も変性する．シヌクレイノパチーの代表疾患の1つである．

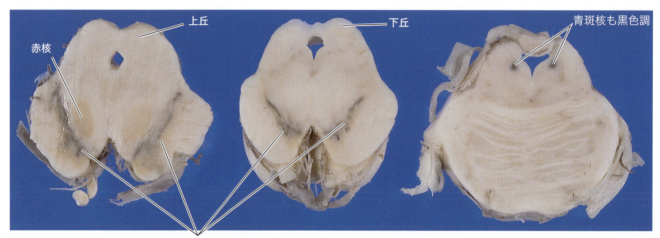

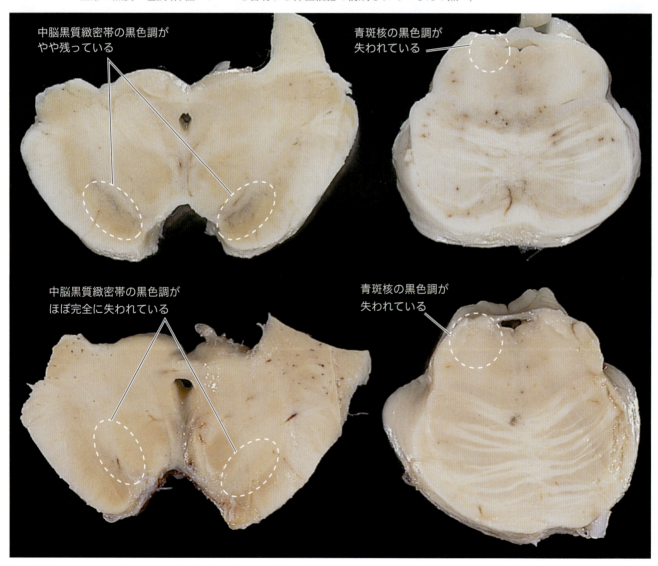

7 レビー小体型認知症 dementia with Lewy bodies (DLB)

認知症を呈するシヌクレイノパチーである．帯状回，島回など前頭葉，側頭葉の皮質と扁桃核などの辺縁系に属する灰白質にレビー小体が生理的範囲を越えて形成されるが，肉眼的な萎縮はあまり顕著ではない症例が多い．レビー小体の蛋白成分であるリン酸化αシヌクレインは，病的であれ生理的範囲であれ，脳幹（特に延髄被蓋部付近）から蓄積し，次第に大脳皮質の神経細胞にも蓄積してくるようになる．特発性パーキンソン病においては，そのような蓄積パターンを示すが，一方，レビー小体型認知症においては，大脳皮質から蓄積してゆき，その後，脳幹部での蓄積に移行してくるところが異なっている．

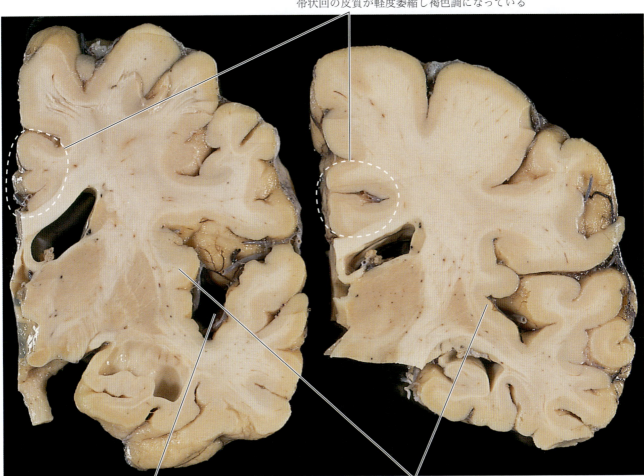

帯状回の皮質が軽度萎縮し褐色調になっている

全体に萎縮ははっきりしないが外側溝がやや拡大している

皮質型レビー小体が蓄積しやすい島回が軽度萎縮している

84　C　変性疾患

8　マシャド・ジョセフ病 Machado-Joseph disease

CAGの過伸長によるトリプレットリピート病の1つである脊髄小脳失調症3は，発症者の名前を冠してマシャド・ジョセフ病とも言う．遺伝子座は14q24.3-32.1，原因遺伝子は*ataxin-3*である．視床下核（ルイ体），淡蒼球（内節＞外節），黒質，動眼神経核，前庭神経核，孤束核，橋核，迷走神経背側核，小脳歯状核，脊髄前角，クラーク柱，脊髄小脳路，後索，脊髄前根などが変性する．肉眼所見としては，視床下核（ルイ体），淡蒼球（内節＞外節），黒質，小脳歯状核の萎縮を観察することができる．神経細胞内には，ポリグルタミン陽性の核内封入体を認める．

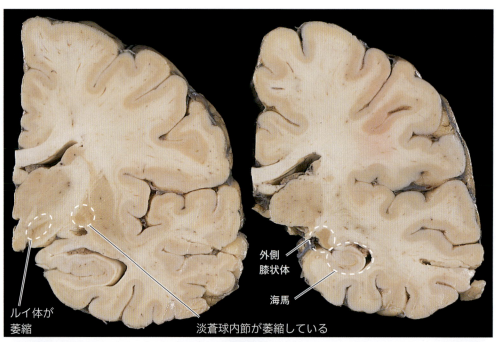

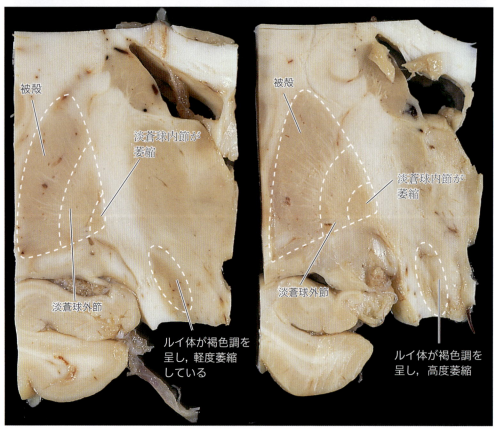

C 変性疾患

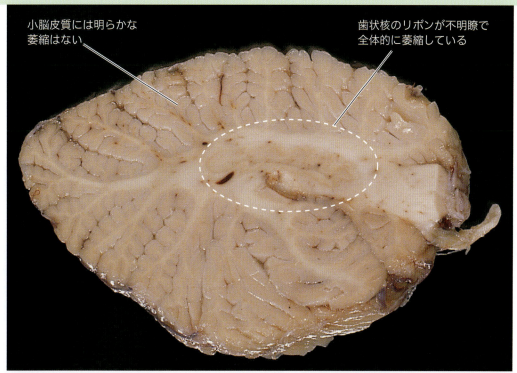

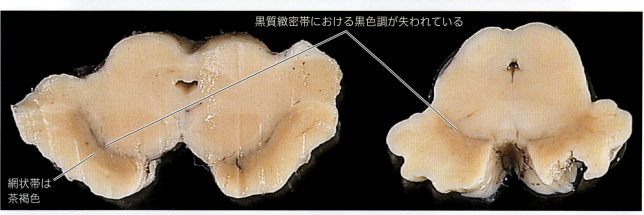

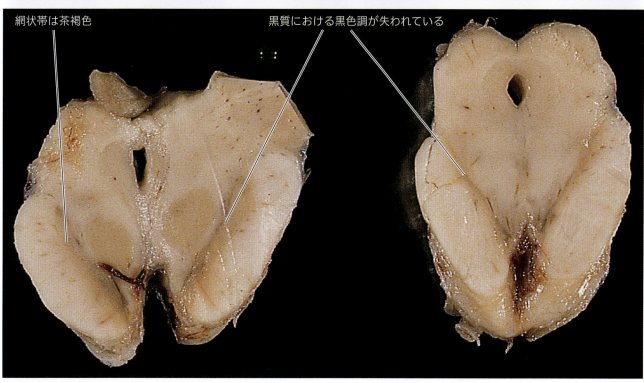

9 歯状核赤核淡蒼球ルイ体萎縮症 dentato-rubro-pallido-luysian atrophy（DRPLA）

CAGの過伸長によるトリプレットリピート病の1つである．遺伝子座は12p12-ter，遺伝子産物はatrophinである．疾患名通りの脳部位が変性する．歯状核−歯状核門−上小脳脚−赤核−視床と投射する小脳遠心系，および，淡蒼球（外節＞内節）−視床下核（ルイ体）の投射系が変性する．黒質は変性しない．その他の脳幹諸核も保たれるが，脳幹は被蓋部が小さい．神経細胞には，ポリグルタミン陽性の核内封入体を認める．

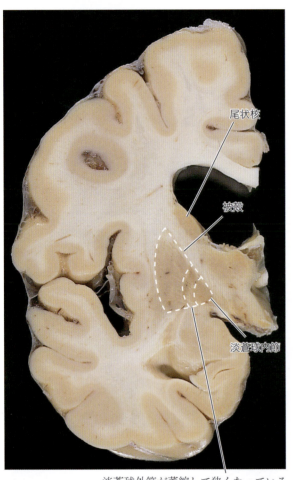
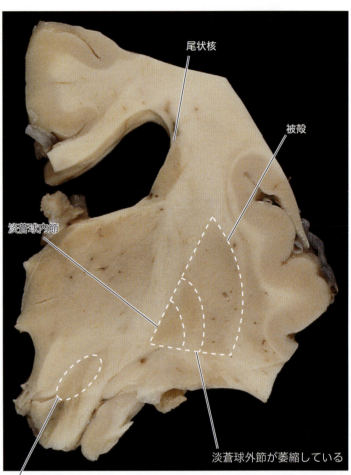

淡蒼球外節が萎縮して狭くなっている　ルイ体が萎縮している

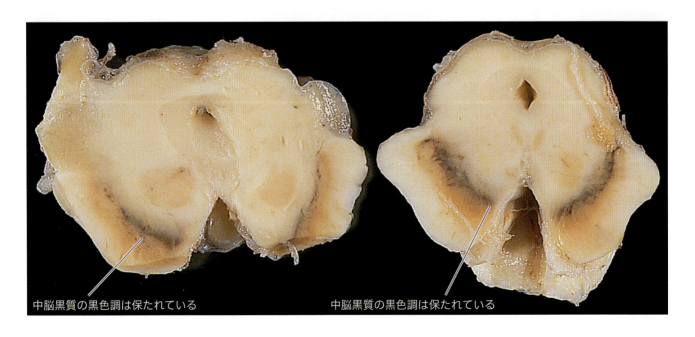

中脳黒質の黒色調は保たれている　　　中脳黒質の黒色調は保たれている

C 変性疾患

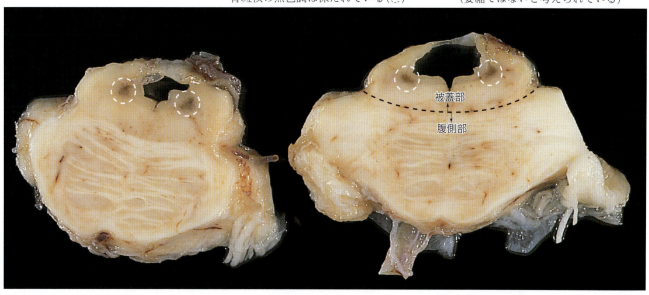

青斑核の黒色調は保たれている（◌）　　脳幹被蓋部が腹側部に比較して小さい（萎縮ではないと考えられている）

被蓋部
腹側部

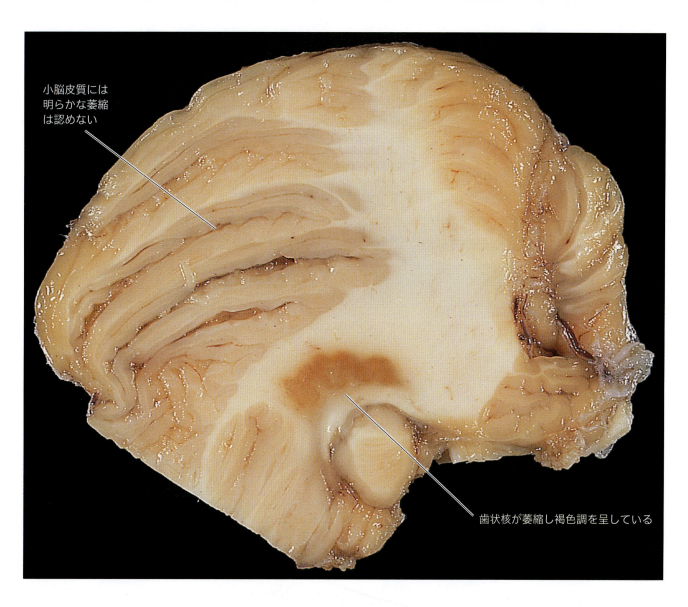

小脳皮質には明らかな萎縮は認めない

歯状核が萎縮し褐色調を呈している

10 ハンチントン病 Huntington disease (HD)

CAGの過伸長によるトリプレットリピート病の1つである．遺伝子座は4p16.3，遺伝子産物はhuntingtinである．大脳基底核，特に線条体（尾状核と被殻）の変性が病変の首座であり，尾状核の萎縮は特徴的である．全体として平板化し，側脳室は拡大する．進行すると大脳全体も萎縮することがある．神経細胞には，ポリグルタミン陽性の核内封入体を認める．

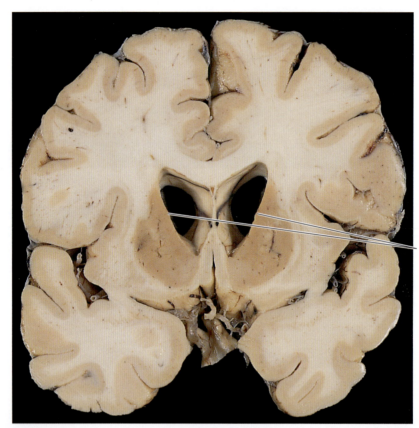

尾状核は本来，側脳室に凸になっているが，萎縮のため凹状態になっている

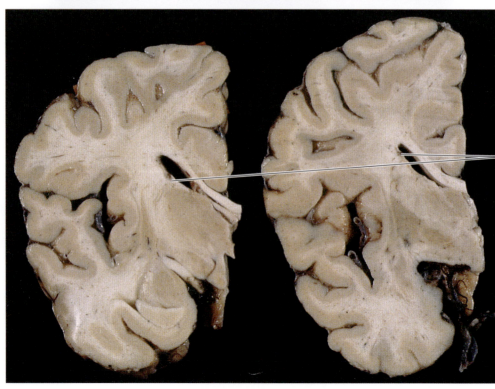

大脳前額断面の尾側では，尾状核は次第に小さくなるが，それを考慮しても小さくなっていると判断できる

C 変性疾患

11 脊髄小脳失調症 6 spinocerebellar ataxia（SCA）6

CAG の過伸長によるトリプレットリピート病の1つである．遺伝子座は 19p13，原因蛋白は ataxin-6 である．本邦での脊髄小脳失調症では脊髄小脳失調症3（マシャド・ジョセフ病）に次いで多い．小脳皮質におけるプルキンエ細胞の脱落と下オリーブ核の変性が主たる病変であり，小脳皮質萎縮が主な肉眼所見である．

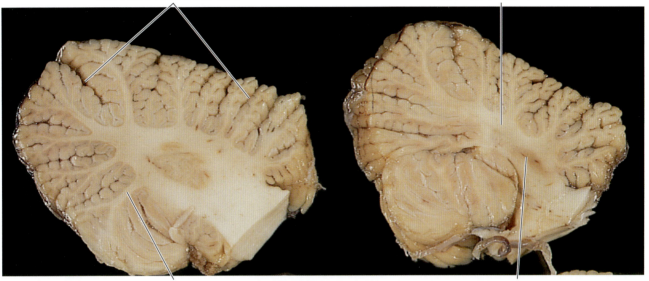

12 脊髄小脳失調症 17 spinocerebellar ataxia（SCA）17

TATA 結合蛋白質遺伝子の CAG の過伸長によるトリプレットリピート病の1つである．小脳皮質変性，線条体の変性に加えて，大脳皮質も変性する．

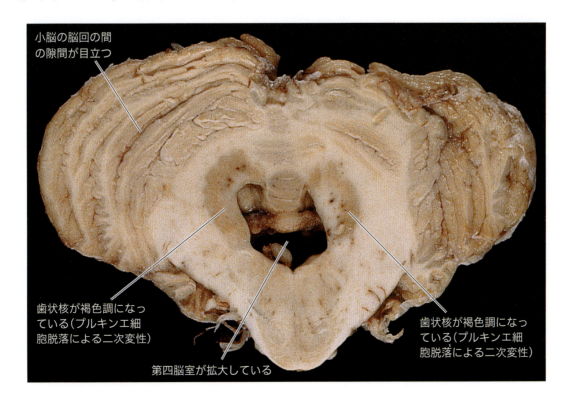

13 筋萎縮性側索硬化症 amyotrophic lateral sclerosis (ALS)

運動神経であるベッツ細胞が存在する大脳皮質運動野（中心前回）から，ベッツ細胞の軸索の通り道（錐体路）が下降する内包，中脳大脳脚，橋縦束，延髄錐体，脊髄側索・前索が変性するところまでが上位運動ニューロン変性である．さらに，これらの軸索が投射する脳幹の運動系のそれぞれの神経核，脊髄前角の神経細胞，および，これらの軸索の通り道である末梢神経（動眼神経，顔面神経，三叉神経，脊髄前根など）が筋肉に接合する部分まで変性するところまでが下位運動ニューロン変性である．運動神経細胞内にはブニナ小体，スケインなどの封入体が形成される．認知症を伴う症例もあり，側頭葉変性を伴い，ユビキチン陽性，TDP-43陽性の封入体が形成される．長期経過例では変性が上記を越える広汎型を呈することがある．家族性の症例では，孤発性の典型病変に加えて，後索，脊髄小脳路，クラーク柱が変性することがある．

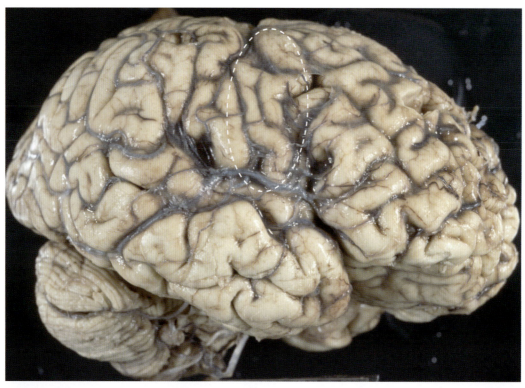

中心前回の皮質幅が狭くなり，茶褐色に変色している（矢印）

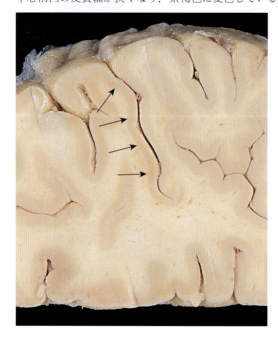
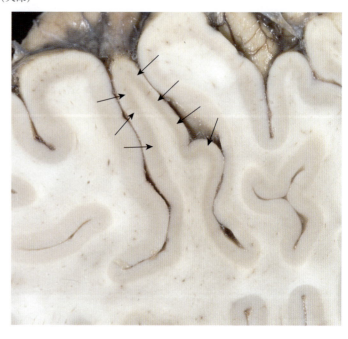

C 変性疾患

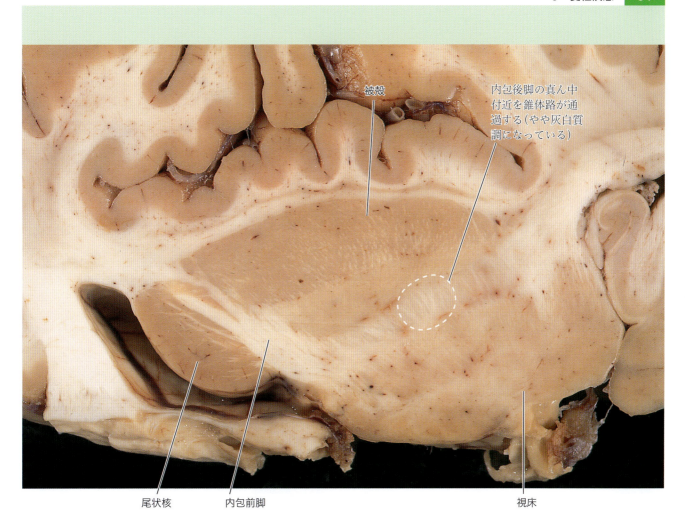

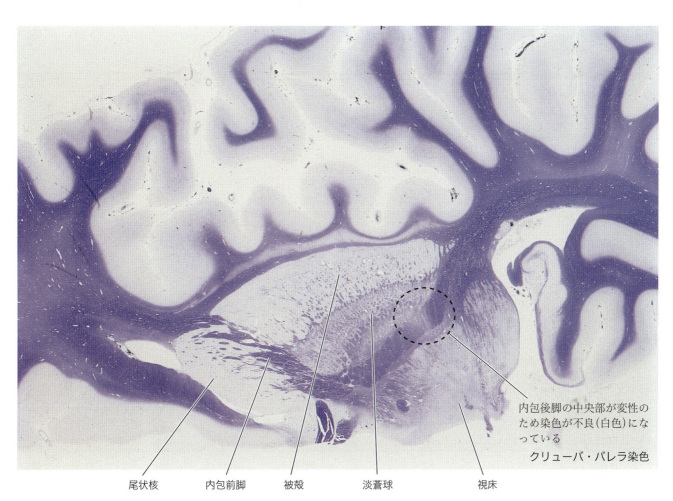

92　C　変性疾患

症例1

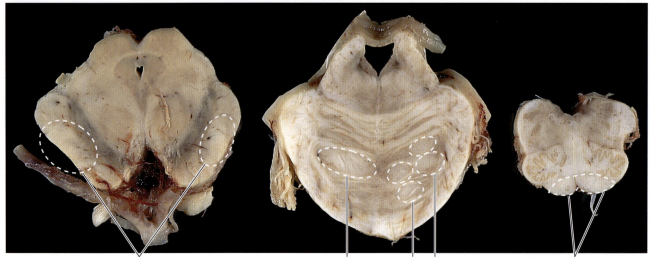

大脳脚の中央部を通る錐体路が軽度変色している

橋レベルでの錐体路が通る橋縦束の一部が白っぽい

延髄レベルでの錐体路が通る錐体が白っぽい

症例2

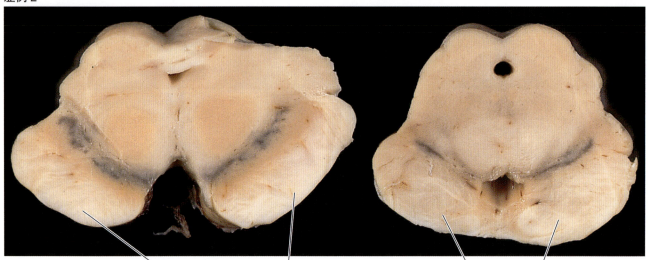

この症例では大脳脚の錐体路病変は明瞭ではない（むしろこのような症例のほうが多い）

橋縦束の変性も明瞭ではない

症例3

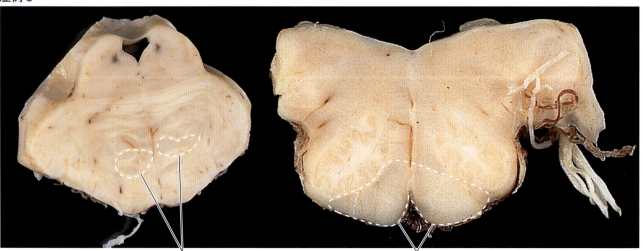

橋縦束の一部が白っぽい

延髄錐体が半透明状になっている

C 変性疾患

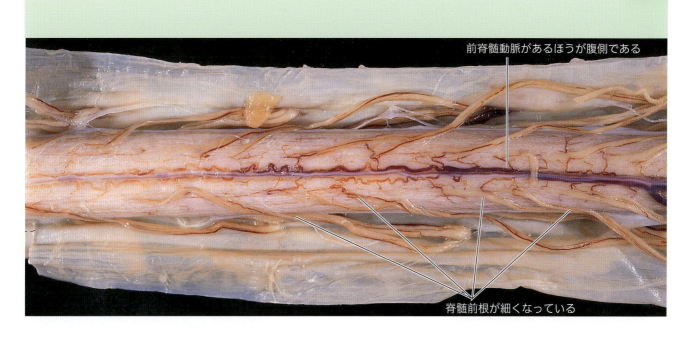

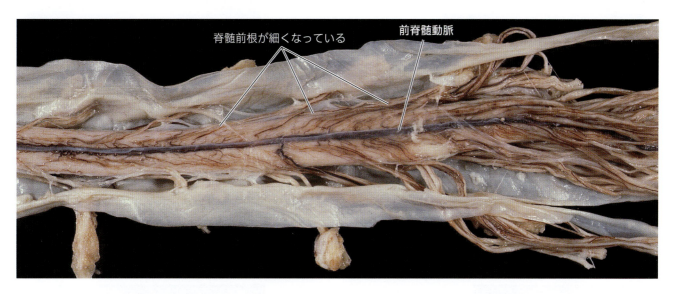

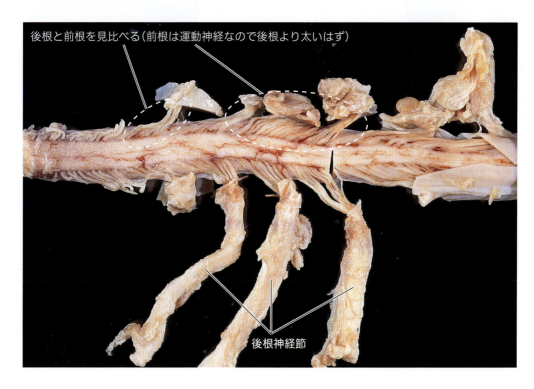

C 変性疾患

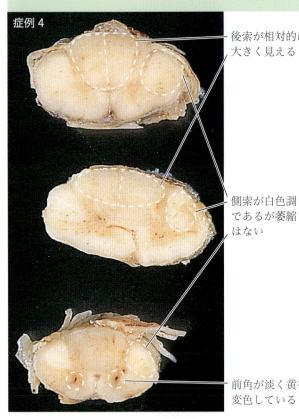

症例4
後索が相対的に大きく見える
側索が白色調であるが萎縮はない
前角が淡く黄褐色に変色している

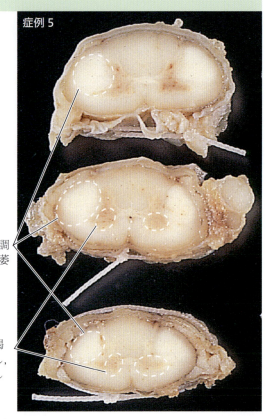

症例5
側索の白色調が強く軽度萎縮している
前角が茶褐色に変色し、軽度軟化している

著明に扁平化し灰白質と白質の区別もつかない

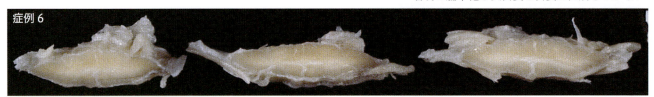

症例6

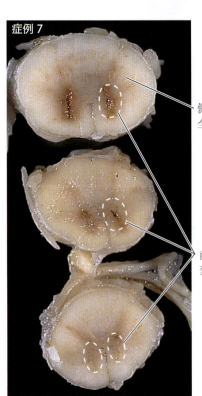

症例7
側索の変化は明瞭でなく全体の萎縮もほとんどない
前角が濃い茶褐色に変色している

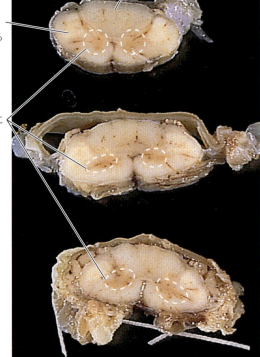

症例8
後索が相対的に大きく見える
側索が萎縮して白質調を呈している
前角が褐色になっている

D 形成異常

1 全前脳胞症 holoprosencephaly

前脳胞形成から，やがて終脳胞と間脳胞に分化する段階が障害されており，左右の大脳や脳梁が形成されずに，全体が嚢胞状になっている状態である．重症度により，1つの嚢になっている無頭葉型，一部は左右に分かれている半頭葉型，前頭葉の一部が分離していない頭葉型がある．遺伝子座も多くが明らかになっており（21q22.3，2p21，7q36，18p11.3，13q32など），多因子による．

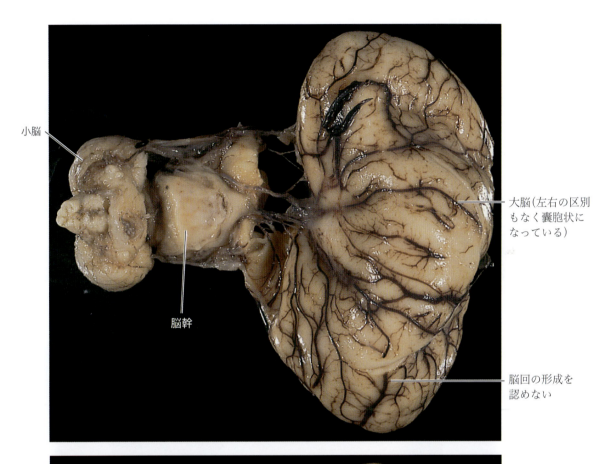

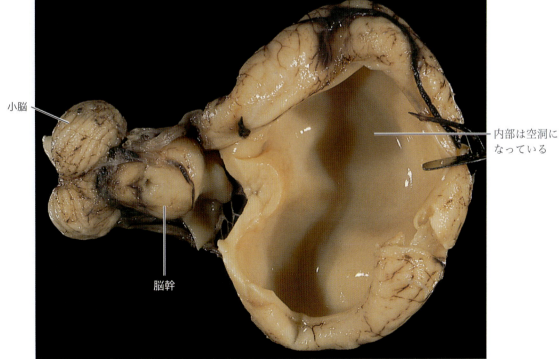

D 形成異常

外観では脳回の形成を認め，粗大な形成異常には見えないこともある

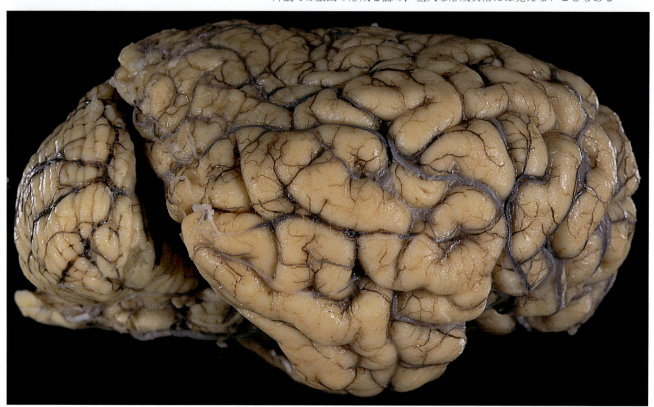

左右の区別がなく嚢胞化している

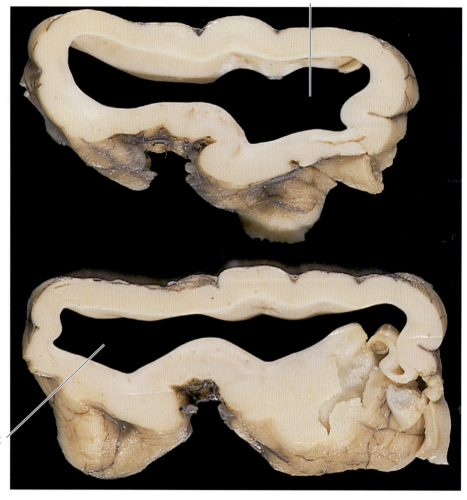

脳室が分離せずに1つになっている

2 キアリ奇形 Chiari malformation

小脳扁桃，および，小脳に隣接している脳幹部分が下方に落ち込み，大後頭孔から脊椎管へ位置が移行している奇形である．腰仙髄における髄膜瘤が合併したり，頸椎の二分脊椎による後頭部脳瘤を伴っている場合，また，小脳の低形成のみに留まる場合もあり，重症度はさまざまである．

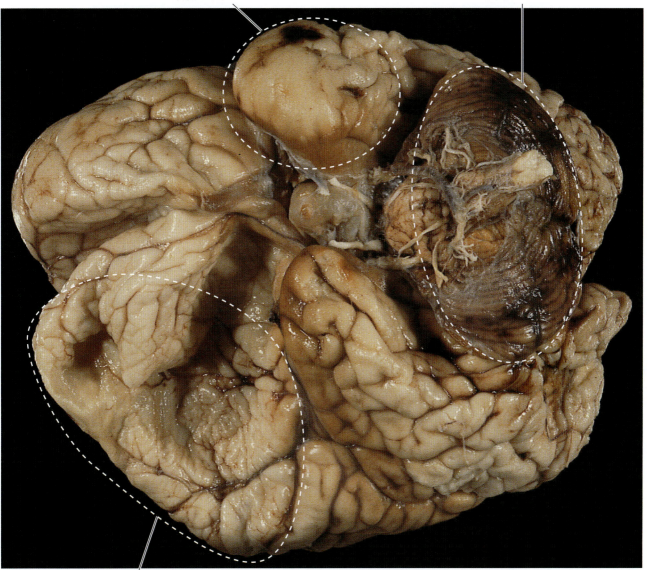

厚脳回気味になっている

小脳が後頭蓋窩に入り込んでいたため出血が生じている

前頭葉底部の皮質表面が小さな囊胞状になっている（この病変は低酸素脳症によるもの）

3 | 孔脳症 porencephaly

脳形成期のさまざまな誘因により（循環障害や，もともとの遺伝子異常など），大脳皮質と脳室との間に裂溝が生じている状態を言う．完全に穴が空いている状態（交通性）の場合と，大脳表面の組織によって蓋がされている状態（非交通性）がある．てんかん焦点を形成することがある．

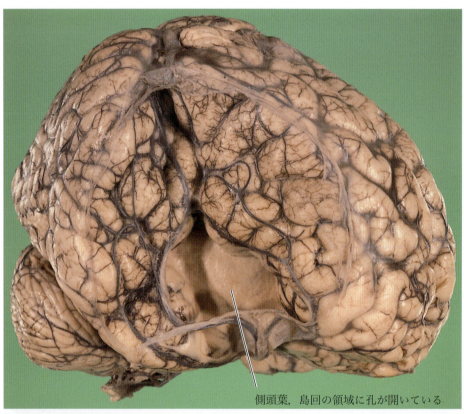

側頭葉，島回の領域に孔が開いている

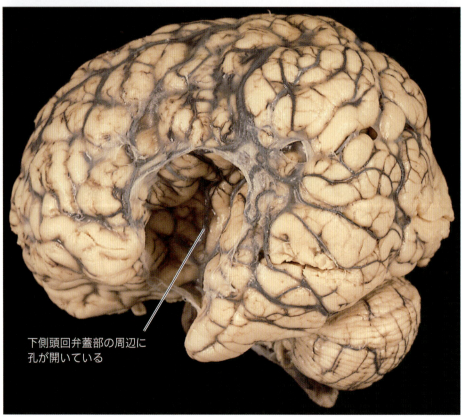

下側頭回弁蓋部の周辺に孔が開いている

D 形成異常

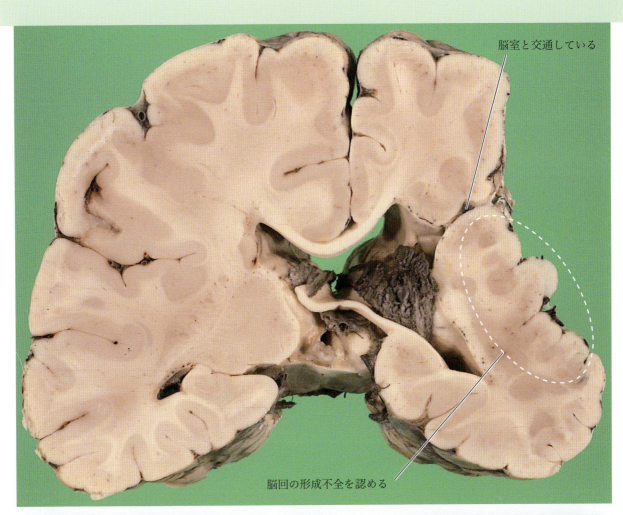

脳室と交通している
脳回の形成不全を認める

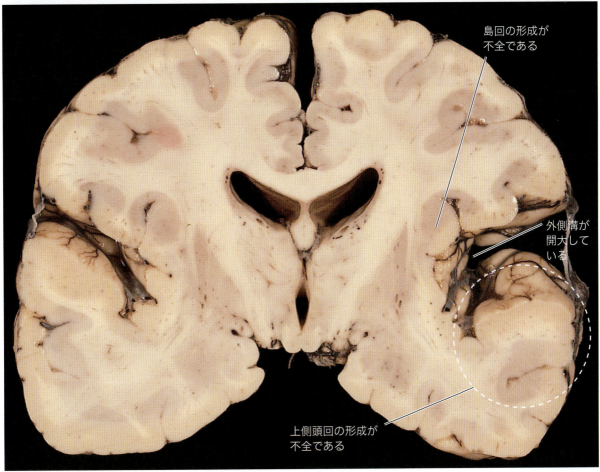

島回の形成が不全である
外側溝が開大している
上側頭回の形成が不全である

4 小脳髄症 microencephaly

大脳，脳幹，小脳が全体に小さく形成されている場合を，小脳髄症という．大脳，脳幹，小脳の容積などの比率がほぼ正常に育った脳と同じであるものの，全体がすべて小さく，脳回の数も少ない状態であり，一方，粗大な脳奇形を伴う場合や，胎生期のウイルス感染によって小脳髄症になってしまう場合もある．後者は，サイトメガロウイルス感染や，トキソプラズマ感染によるものが多く，石灰化や多小脳回を合併する．13番や18番の染色体異常が根底にある場合もある．

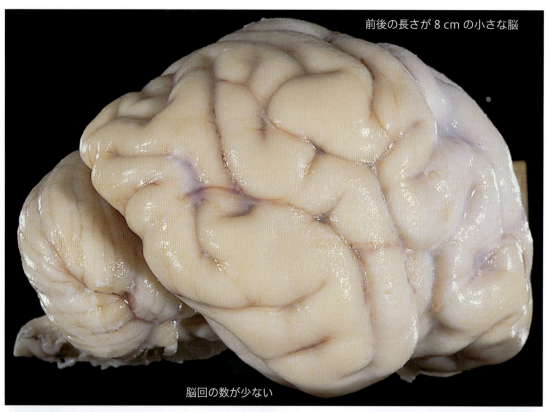

前後の長さが8cmの小さな脳

脳回の数が少ない

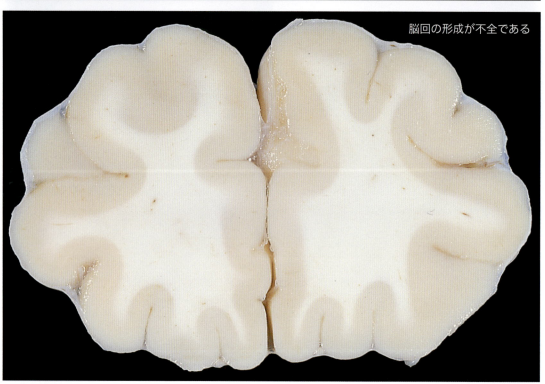

脳回の形成が不全である

D 形成異常

成人脳（正常）

左右の長さが 8 cm の小さな脳

この症例では脳回の形成や皮質下灰白質などは成人脳と同じである

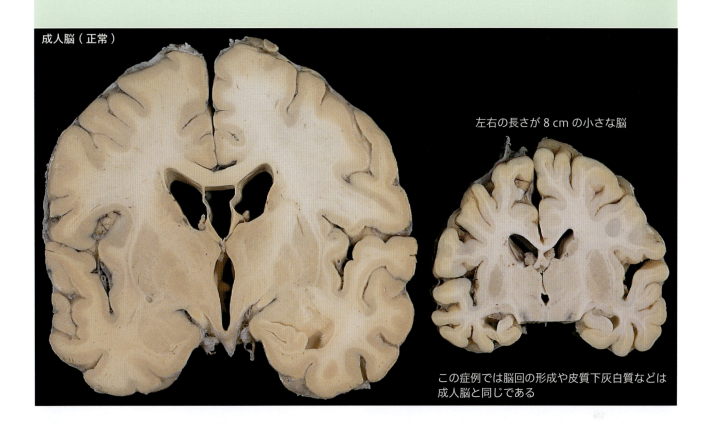

この症例は穹窿部の脳回形成が側頭葉に比べて不全である

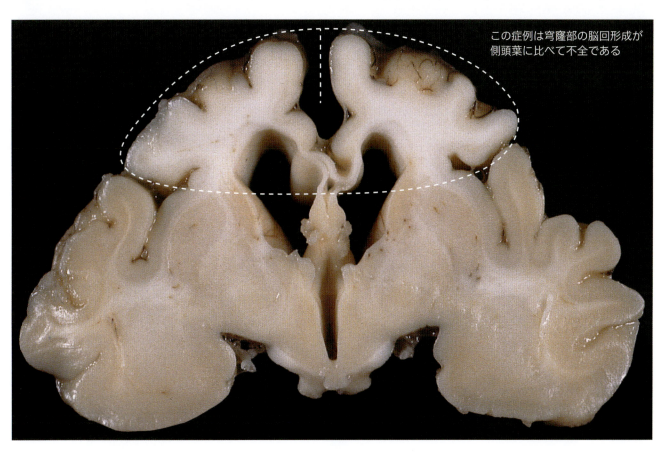

5 巨脳症 megalencephaly

脳の実質の全体，あるいは一部が大きくなっている状態を総称して巨脳症という．左右の半分が大きくなっている片側巨脳症も本症の範疇に入る．分類としては，遺伝性で比較的予後が良好なもの，代謝疾患に伴うものなどがある．

遺伝性の良性家族性巨脳症，および，カナバン病（Canavan disease），アレキサンダー病（Alexander disease），GM2ガングリオシドーシス（GM2 gangliosidosis）などの代謝異常に伴う場合がある．視床下部の障害が原因と想定されているソトス症候群（Sotos syndrome）でも巨脳症を伴う．

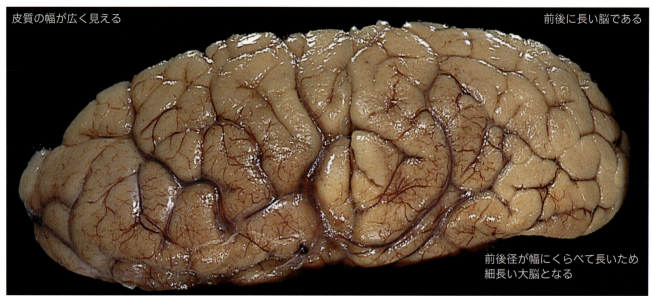

皮質の幅が広く見える　　　　　　　　　　　　　　　前後に長い脳である

前後径が幅にくらべて長いため細長い大脳となる

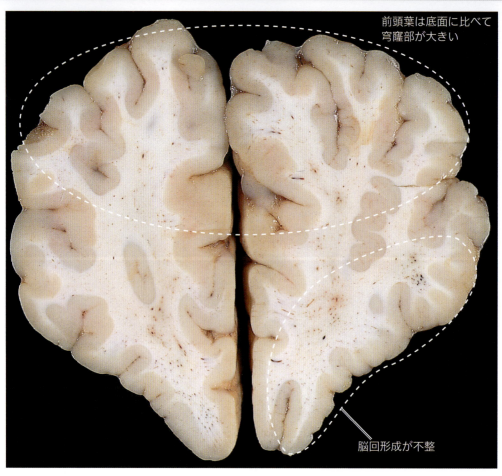

前頭葉は底面に比べて穹窿部が大きい

脳回形成が不整

D 形成異常

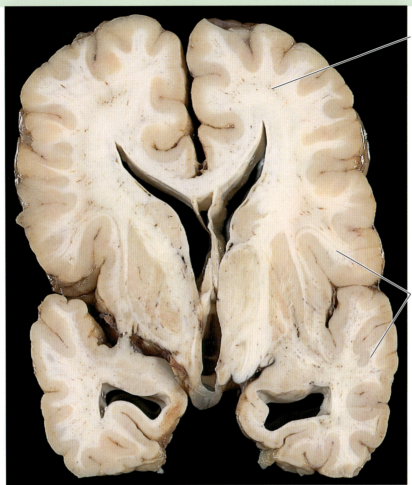

上下に細長い脳であり，穹窿部が大きい

前頭葉が側頭葉に比べて太く大きい

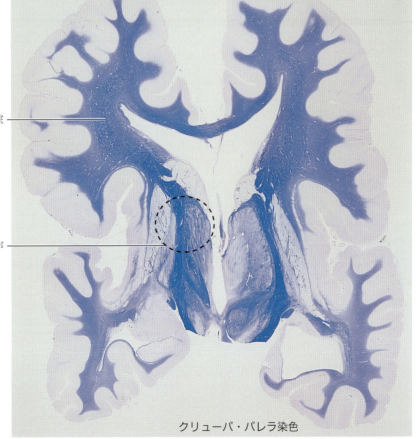

髄鞘束の走行が錯綜している

内包と視床の境目が曖昧になっている

クリューバ・バレラ染色

6 １型滑脳症 lissencephaly type 1

肉眼的に大脳表面がつるつるした状態であり，組織学的に，大脳皮質において正常の６層構造ではなく，４層構造になっている場合，１型と分類される．脳回自体が太く厚く見えるので厚脳回症とも言う．17番染色体17p13.3に微細な欠失を認める．原因遺伝子は血小板活性因子アセチルヒドロラーゼの45Kサブユニットをコードする LIS-1 遺伝子である．

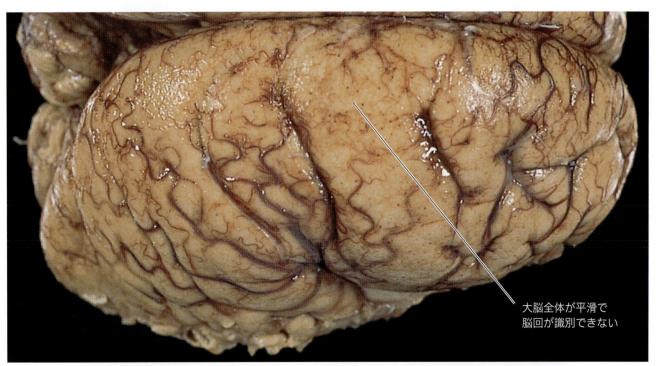

大脳全体が平滑で脳回が識別できない

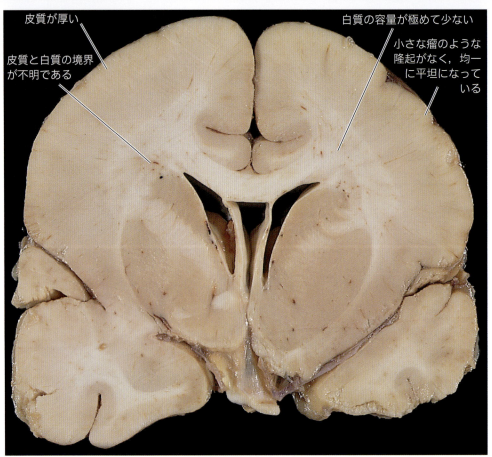

皮質が厚い
皮質と白質の境界が不明である
白質の容量が極めて少ない
小さな瘤のような隆起がなく，均一に平坦になっている

7 | 2型滑脳症 lissencephaly type 2

肉眼的に大脳表面がつるつるした状態の形成異常を滑脳症と言う．つるつるしているとは言え，細かな結節が集合したような敷石様を呈する場合は，組織学的に大脳皮質は多小脳回を形成しており，このような表現型は2型と分類される．2型滑脳症を呈する代表的疾患は福山型先天性筋ジストロフィーである．

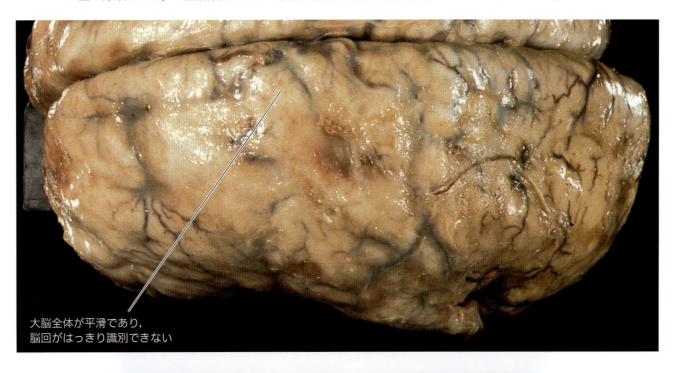

大脳全体が平滑であり，脳回がはっきり識別できない

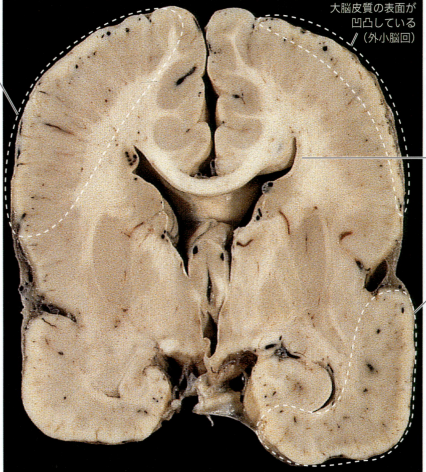

大脳皮質の表面が凹凸している（外小脳回）

前頭回が分離していない

大脳白質の容量が少ない

側頭回が分離していない

8 福山型先天性筋ジストロフィー
Fukuyama-type congenital muscular dystrophy

筋ジストロフィーに脳形成異常を伴う特殊な病態であり，大脳・小脳においては，2型滑脳症を呈する．その他，白質内に異所性ヘテロトピアを伴うことが多い．遺伝子座は9q31，遺伝子産物はフクチン（fukutin）である．わが国に多い疾患である．

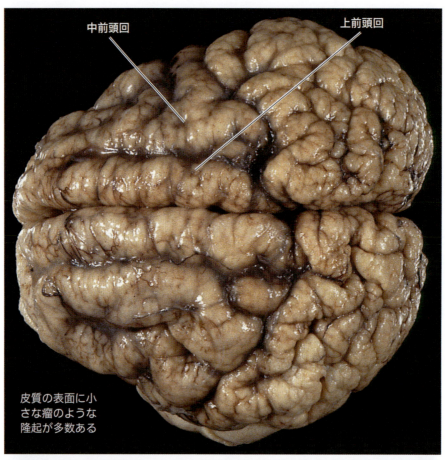

中前頭回　　　上前頭回

皮質の表面に小さな瘤のような隆起が多数ある

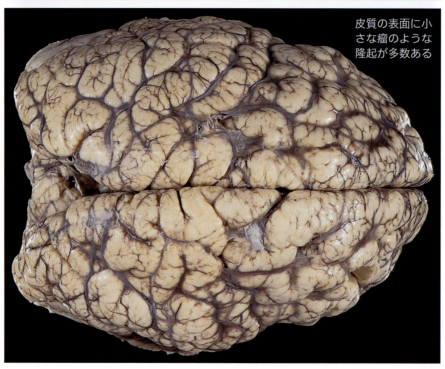

皮質の表面に小さな瘤のような隆起が多数ある

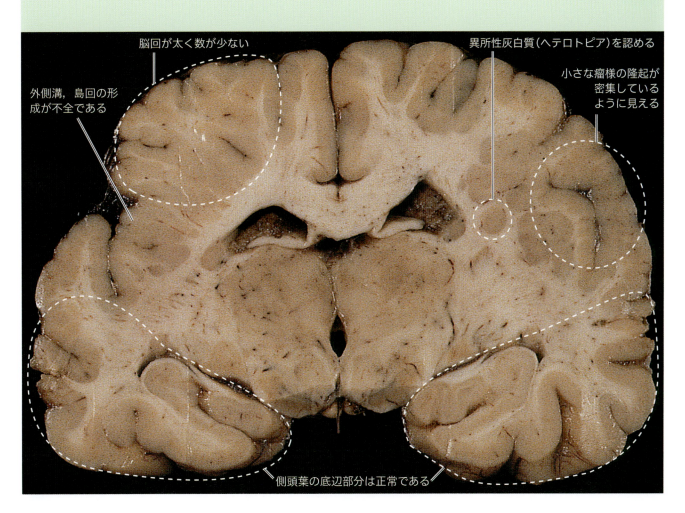

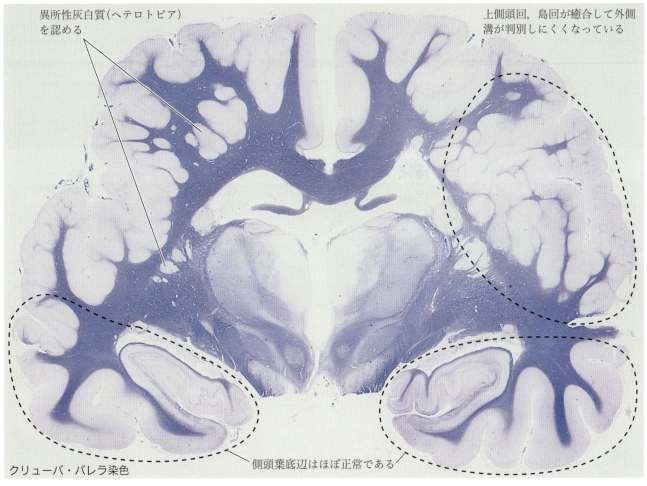

9 多小脳回 polymicrogyria（大脳）

皮質の最表層である分子層（第1層）が皮質の深部に陥入することにより，皮質の層構造の構築が乱れる状態が本症の基本である．肉眼的には脳表からの観察では小さな瘤様の隆起が多数集合したような外観を呈し，割面の観察では，分子層の深部への陥入や，大脳白質から皮質内部に進入する髄鞘成分などにより，皮質と白質の境界が不明瞭な領域として認識される．

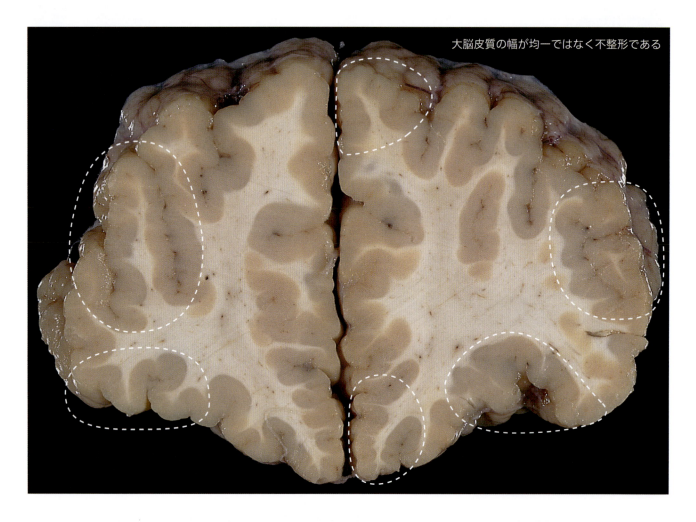

大脳皮質の幅が均一ではなく不整形である

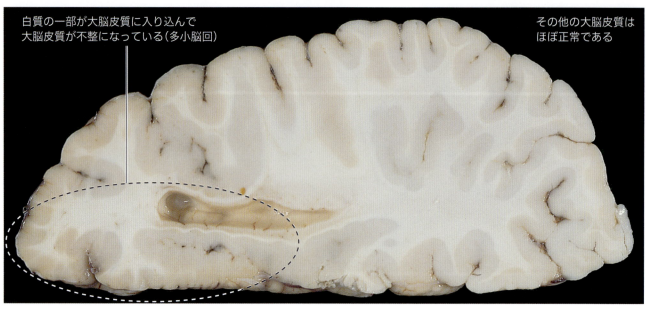

白質の一部が大脳皮質に入り込んで大脳皮質が不整になっている（多小脳回）

その他の大脳皮質はほぼ正常である

10 多小脳回 polymicrogyria（小脳）

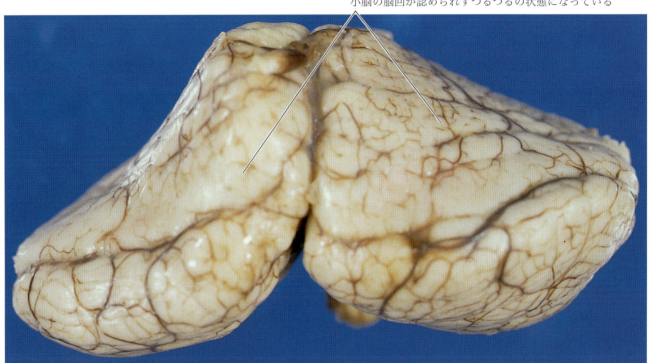

小脳の脳回が認められずつるつるの状態になっている

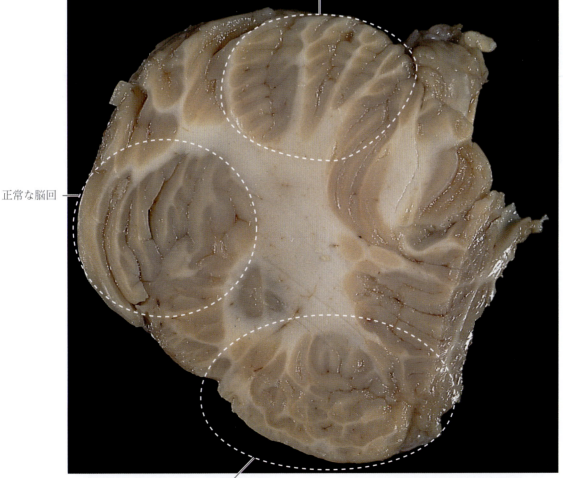

正常な脳回

正常な脳回

脳回が細かく不整に見える（多小脳回）

11 結節性硬化症 tuberous sclerosis

顔面の血管線維腫，てんかん，精神発達遅滞を3徴とする神経皮膚症候群の代表的な疾患であり，中枢神経系においては，大脳皮質の皮質結節，および，脳室周囲の巨細胞性神経膠腫の形成が特徴である．遺伝子座は染色体9q34と16p13.3にあり，それぞれ*TSC1*，*TSC2*と命名されている．*TSC1*の遺伝子産物はハマルチン，*TSC2*の遺伝子産物はチュベリンである．皮質結節はやや太い脳回として認識されるものであり，固定前であれば触診のみで識別できるほど非常に硬い．高度のグリオーシスが形成されている．結節部では大脳皮質と白質の境界が不明瞭になり全体が白質調になっている．神経細胞系，グリア細胞系，いずれにも由来する異型細胞が出現する．てんかん外科治療の対象となる場合がある．

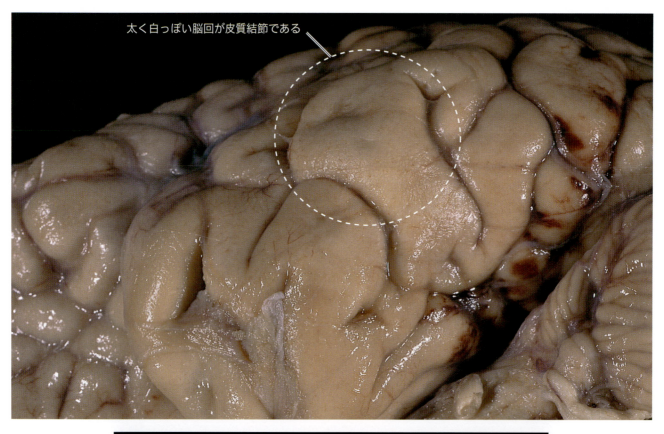

太く白っぽい脳回が皮質結節である

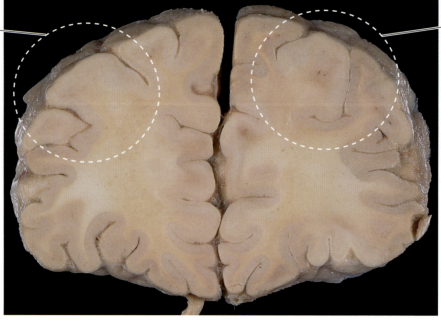

大脳皮質が大きめで白っぽい

D 形成異常

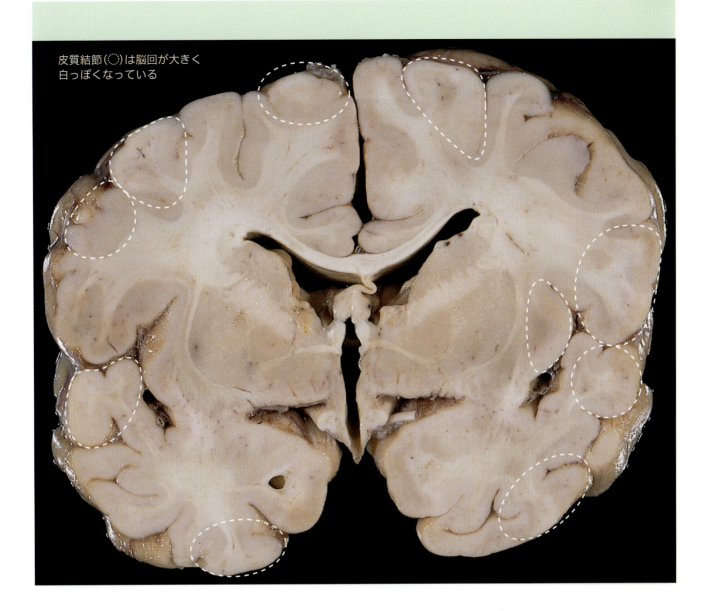

皮質結節（◯）は脳回が大きく白っぽくなっている

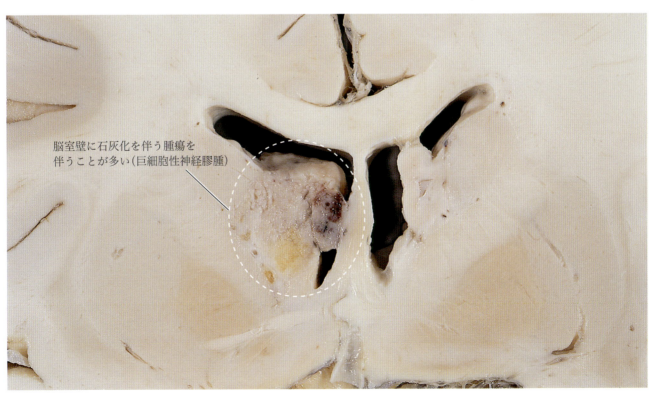

脳室壁に石灰化を伴う腫瘍を伴うことが多い（巨細胞性神経膠腫）

D 形成異常

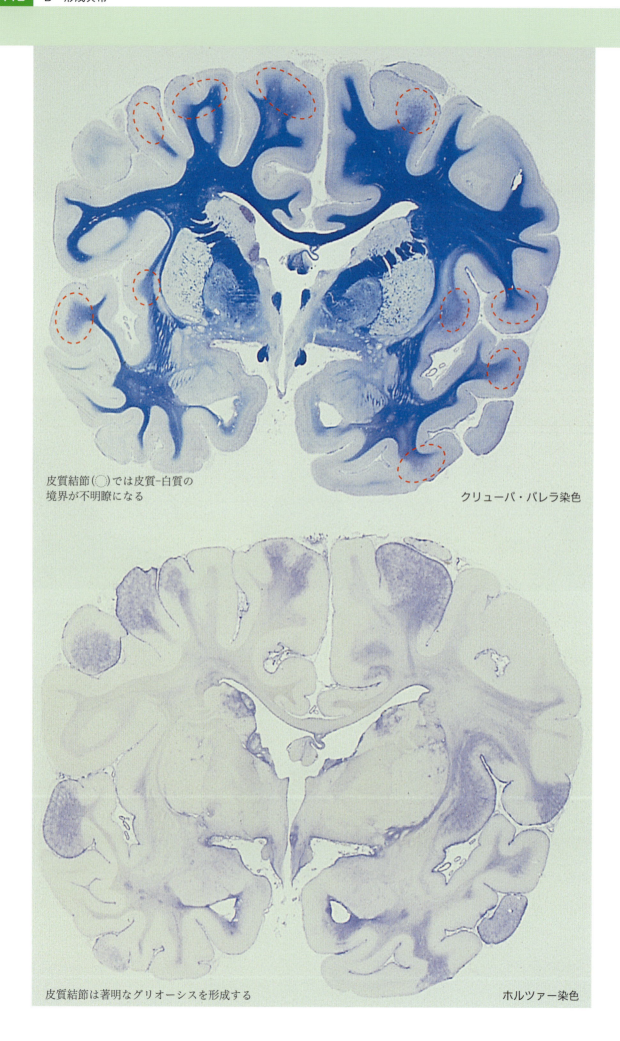

皮質結節(◯)では皮質-白質の境界が不明瞭になる

クリューバ・バレラ染色

皮質結節は著明なグリオーシスを形成する

ホルツァー染色

12 限局性皮質異形成 focal cortical dysplasia

神経細胞系，グリア細胞系の異型細胞が出現する特殊な脳形成異常である．結節性硬化症の皮質結節で観察される異型細胞に類似するが，本症では皮質結節異なりグリオーシスの形成はほとんどない．肉眼観察においては，皮質と白質の境界がやや不明瞭になっているが，顕著なものではない．顕微鏡学的には異型細胞を多数認める形成異常であるが，一方で，神経画像検査で描出することが困難である．そのため，臨床的に重度なてんかんなどの症状があっても，てんかん外科治療の対象にならず見逃されてきた症例も多いのではないかという指摘もある．

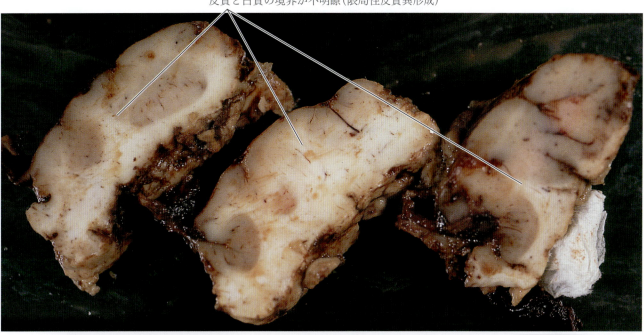

皮質と白質の境界が不明瞭（限局性皮質異形成）

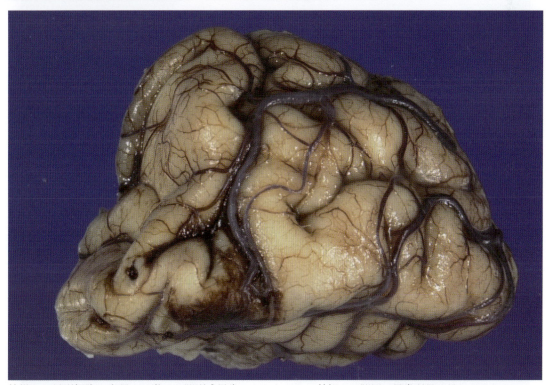

特徴ある異形細胞が出現する激しい脳形成異常でありながら，外観では脳回に異常所見は見いだされないことが多い

13 有馬症候群 Arima syndrome

多発囊胞腎,網膜色素変性,視神経萎縮,慢性肝障害,精神発達遅滞を生じる先天奇形症候群である.神経系では小脳虫部の無形成,第四脳室の拡大を認める.組織学的には小脳歯状核のリボンの不整,脳幹部の神経束の走行異常も合併する.

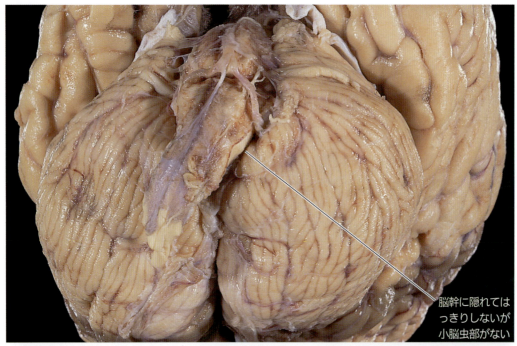

脳幹に隠れてはっきりしないが小脳虫部がない

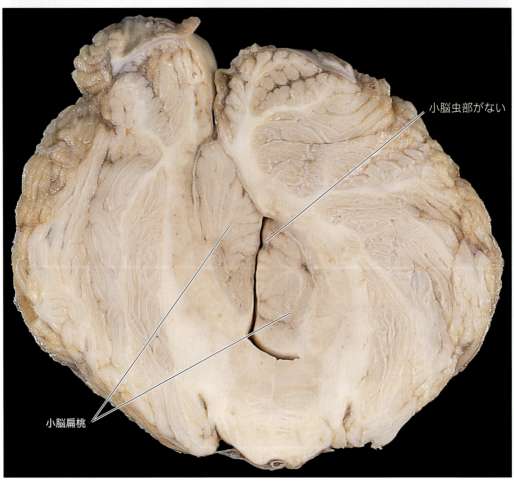

小脳虫部がない

小脳扁桃

E 周産期脳障害

1 乳児期無酸素性脳症 infantile anoxic encephalopathy

重篤な新生児仮死など，周産期（出生前，出生後）の非常に強い虚血状態により大脳皮質，白質が顕著に障害された状態であり，脳組織が著しく軟化する．症例によっては，多数の嚢胞性病変を形成する場合もある．遷延例では脳全体に強いグリオーシスをきたす．

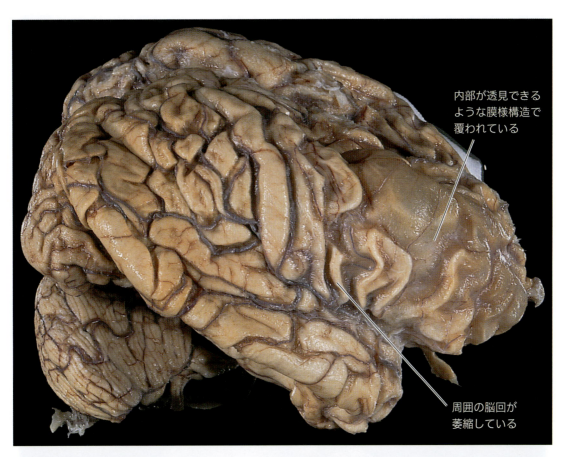

内部が透見できるような膜様構造で覆われている

周囲の脳回が萎縮している

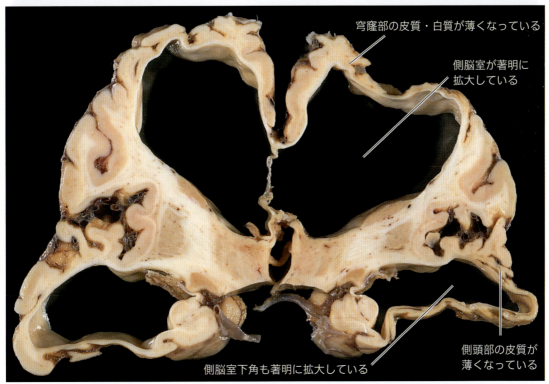

穹窿部の皮質・白質が薄くなっている

側脳室が著明に拡大している

側脳室下角も著明に拡大している

側頭部の皮質が薄くなっている

E　周産期脳障害

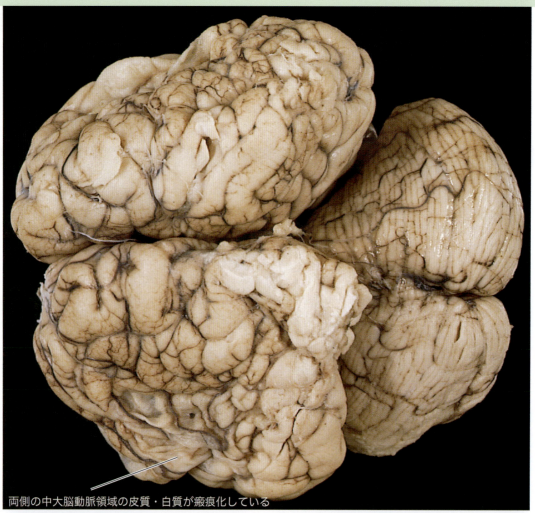

両側の中大脳動脈領域の皮質・白質が瘢痕化している

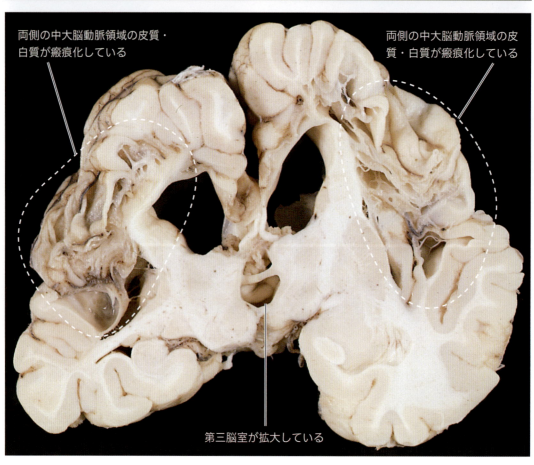

両側の中大脳動脈領域の皮質・白質が瘢痕化している

両側の中大脳動脈領域の皮質・白質が瘢痕化している

第三脳室が拡大している

E 周産期脳障害

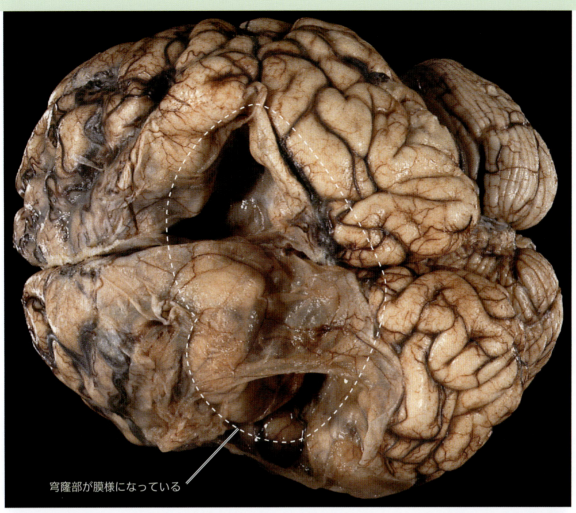

穹窿部が膜様になっている

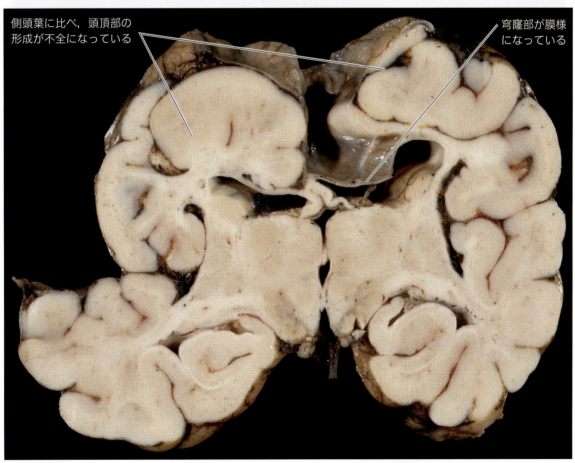

側頭葉に比べ，頭頂部の形成が不全になっている

穹窿部が膜様になっている

118　E　周産期脳障害

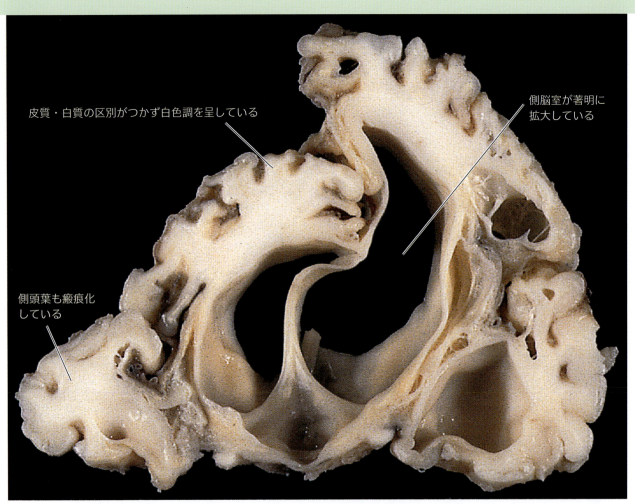

皮質・白質の区別がつかず白色調を呈している

側脳室が著明に拡大している

側頭葉も瘢痕化している

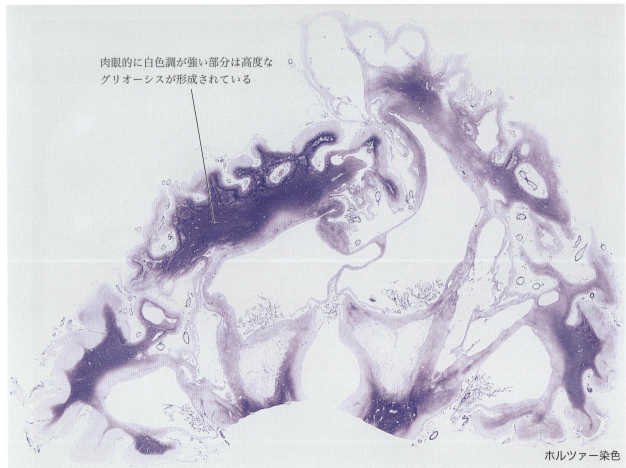

肉眼的に白色調が強い部分は高度なグリオーシスが形成されている

ホルツァー染色

2 バスケットブレイン basket brain

周産期の著明な虚血により，特に穹窿部の大脳皮質，白質が軟化し，菲薄化が高度になり，側脳室も拡大しているような場合，袋状に見えるため，バスケットブレインと呼称することがある．

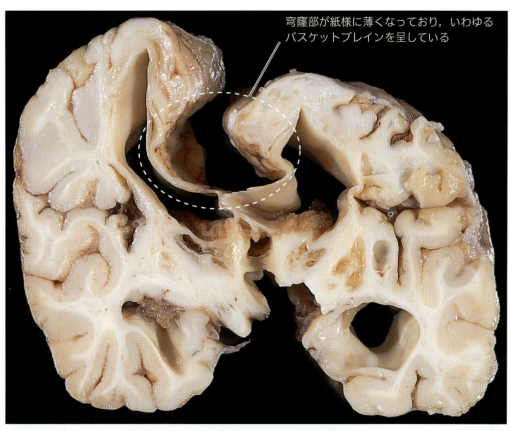

穹窿部が紙様に薄くなっており，いわゆるバスケットブレインを呈している

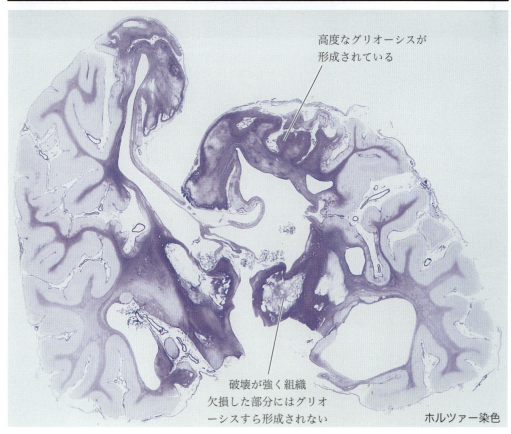

高度なグリオーシスが形成されている

破壊が強く組織欠損した部分にはグリオーシスすら形成されない

ホルツァー染色

3 大理石紋様 status marmoratus

周産期の虚血により，基底核，視床などの大脳皮質下の灰白質に，大理石の紋様のような斑状模様が形成されている状態をいう．肉眼的に，斑様に髄鞘染色では髄鞘の走行が錯綜して複雑な様相を呈する．

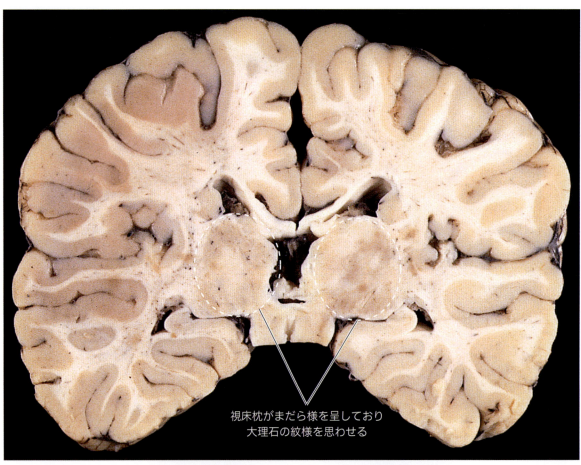

視床枕がまだら様を呈しており大理石の紋様を思わせる

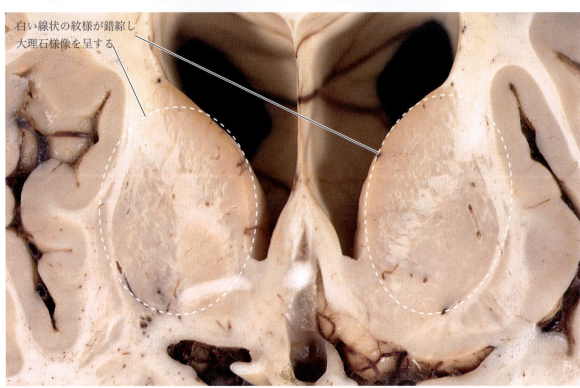

白い線状の紋様が錯綜し大理石様像を呈する

4 基底核変性 basal ganglia degeneration

新生児期に黄疸（高ビリルビン血症）が生じた場合，血液脳関門を形成している血管内皮の障害によりビリルビンが直接脳内に入り，変性を引き起こすことがある．障害されやすい部位は淡蒼球，視床下核，視床などの大脳基底核付近であり，グリオーシスが形成されると萎縮してくる．

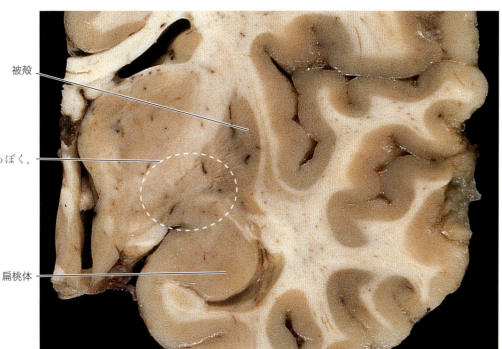

被殻

淡蒼球が被殻に比べて白っぽく，やや萎縮気味である

扁桃体

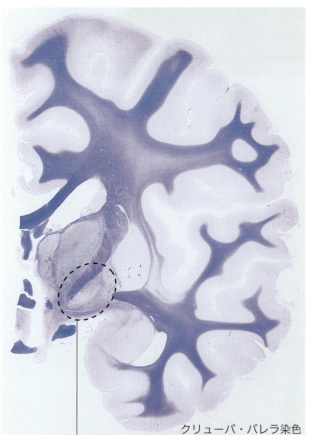

クリューバ・バレラ染色

淡蒼球全体，特に内節が組織破壊のため白っぽくなっている

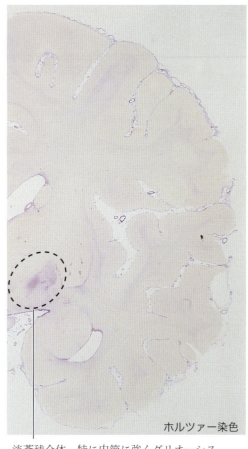

ホルツァー染色

淡蒼球全体，特に内節に強くグリオーシスが形成されている

F 代謝異常
1 クラッベ病 Krabbe disease

発熱，知覚過敏，精神発達遅滞，運動障害を乳幼児期から発症する常染色体劣性遺伝性ジストロフィー（ガラクトシルセレブロシドーシス）である．14q31 上の β-ガラクトセレブロシダーゼの遺伝子異常による酵素欠損の結果，ガラクトセレブロシドが白質においてマクロファージ内部に蓄積する．大脳白質の他のタイプの白質ジストロフィー同様，ゼラチン様に軟化する所見が特徴的であり，大脳の脳回谷部に隣接する有髄線維（U 線維）は，比較的保たれる傾向を呈することも特徴である．

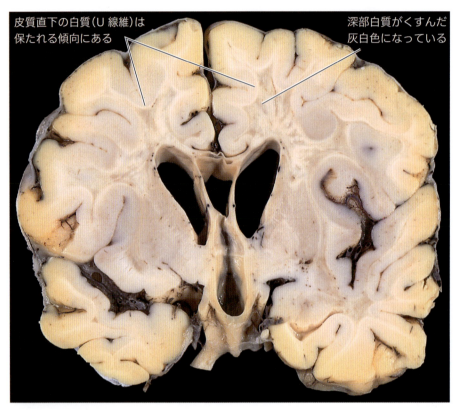

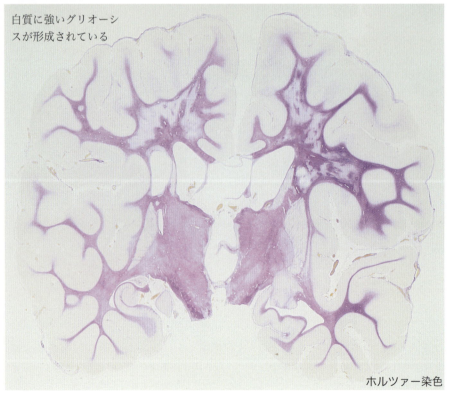

ホルツァー染色

2 異染性白質ジストロフィー metachromatic leukodystrophy（MLD）

発症時期は幼児期，若年期，成人期とさまざまなタイプがあるが，進行性神経障害，精神遅滞を呈するジストロフィーであり，遺伝子異常（22q13上）によりアリルサルファターゼAの活性が消失するため，セレブロサルファチが主に白質内のグリア細胞に蓄積する．この蓄積物は異染性を示す．特に，酸性クレシルバイオレット染色であるヒルシュ・パイファー染色において，茶褐色に異染性を呈する．病変の主座は白質であり，上記のクラッベ病と同様の肉眼所見を呈する．

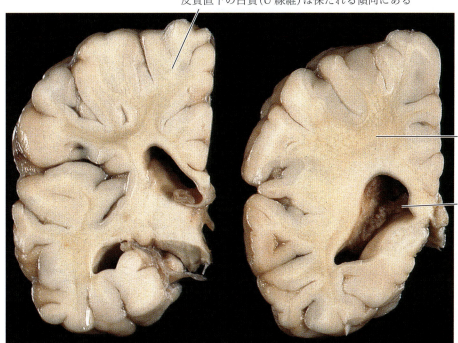

皮質直下の白質（U線維）は保たれる傾向にある

深部白質が透明感のある黄褐色調を呈する

白質萎縮のため脳室が拡大している

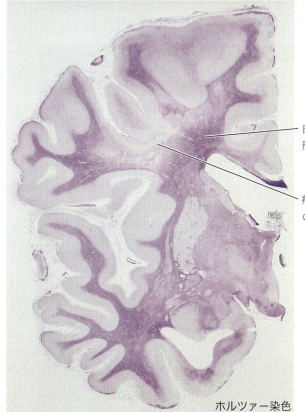

白質全体に強いグリオーシスが形成されている

病変が強いところでは組織欠損のためグリオーシスを欠く

ホルツァー染色

3 副腎白質ジストロフィー adrenoleukodystrophy (ALD)

細胞内小器官の1つであるペルオキシゾームの膜蛋白の1つ adrenoleukodystrophy protein (ALDP) の遺伝子異常により機能障害を生じ, 長鎖脂肪酸が増加するペルオキシゾーム病である. 原因遺伝子は $Xq28$ であり, X連鎖型副腎白質ジストロフィーともいう. 副腎や精巣に好酸性の針状結晶物質を胞体内に有する大きな細胞を認める. 大脳白質は高度に脱落し, マクロファージ内には脂質が蓄積される. 肉眼所見は上記のジストロフィーと同様の所見を呈する.

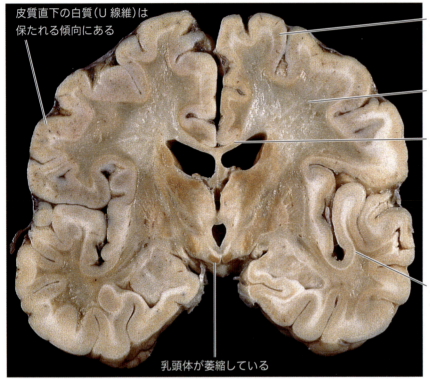

- 皮質直下の白質（U線維）は保たれる傾向にある
- 灰白質も変色している
- 白質全体がゼラチン様になっている
- 脳梁の厚さが半分程度になっている
- 皮質直下の白質（U線維）は保たれる傾向にある
- 乳頭体が萎縮している

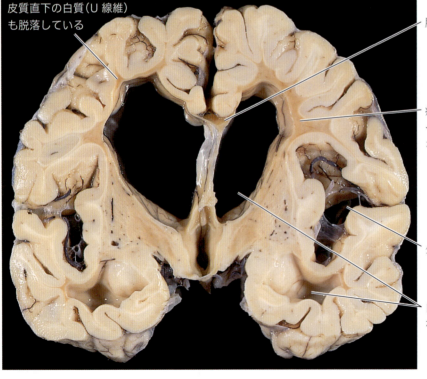

- 皮質直下の白質（U線維）も脱落している
- 脳梁の菲薄化が著しい
- 病変が進行しているのでゼラチンの様相ではなくなっている
- 外側溝が拡大している
- 白質量の減少により側脳室が著明に拡大している

F 代謝異常 125

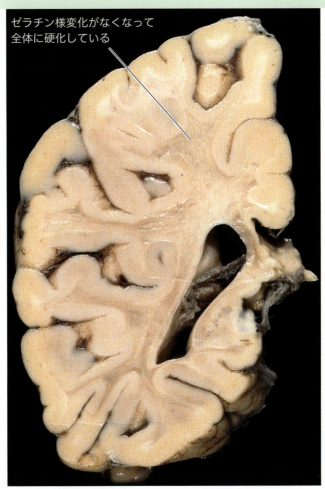

ゼラチン様変化がなくなって全体に硬化している

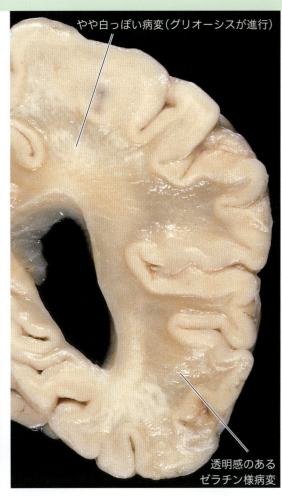

やや白っぽい病変（グリオーシスが進行）

透明感のあるゼラチン様病変

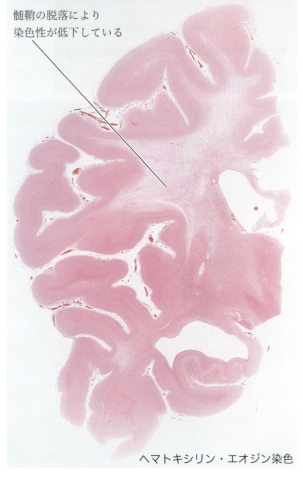

髄鞘の脱落により染色性が低下している

ヘマトキシリン・エオジン染色

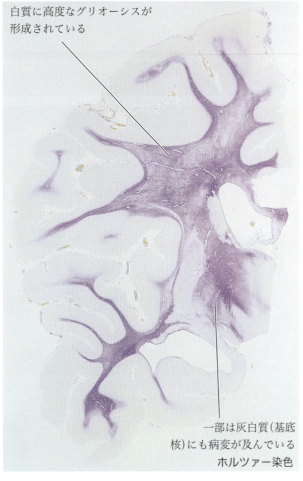

白質に高度なグリオーシスが形成されている

一部は灰白質（基底核）にも病変が及んでいる

ホルツァー染色

4 ミトコンドリア脳筋症（メラス）
mitochondrial encephalomyopathy/mitochondrial encephalopathy, lactic acidosis and stroke like episodes (MELAS)

高乳酸血症，脳卒中発作，易疲労性，嘔吐などを主徴とするミトコンドリア異常症であり，オルガネラ病の1つである．母系遺伝形式をとり，ミトコンドリアDNAのtRNA^{LEU}コード領域の塩基番号3243でA→G変異，塩基番号3271でT→C変異などが当初報告されてきたが，その後，100か所以上の病的な点変異が報告されている．軟膜下の細小血管壁にミトコンドリアの異常集積が電顕的に観察される．中枢神経系の灰白質に脳梗塞様の病変を多発性することが特徴であり，小脳にも病変は及ぶ．一見，多発性脳梗塞，重篤な脳虚血病変を想起させる．

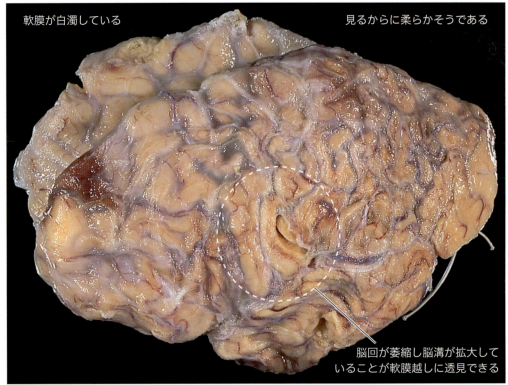

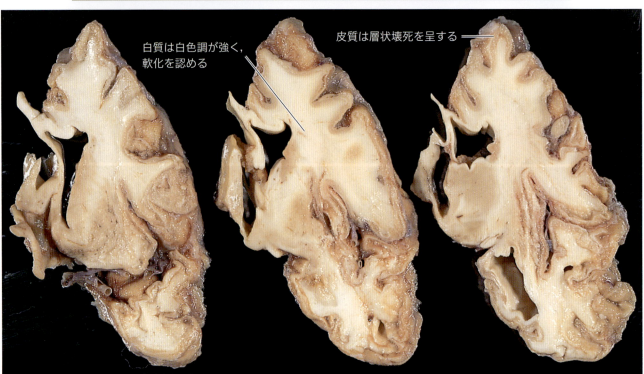

F 代謝異常

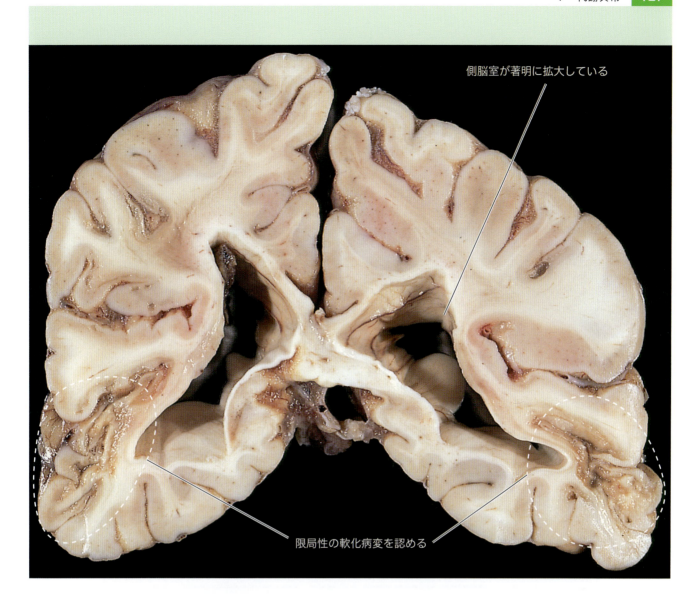

側脳室が著明に拡大している
限局性の軟化病変を認める

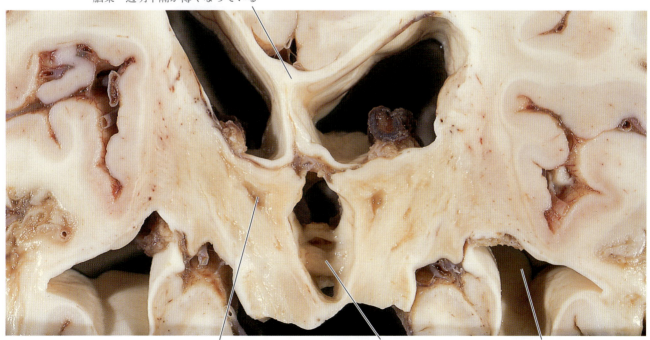

脳梁・透明中隔が薄くなっている

視床の一部が軟化している　　第三脳室が拡大している　　側脳室下角が拡大している

5 ミトコンドリア脳筋症（リー脳症）Leigh encephalopathy

ミトコンドリア DNA の ATPase コード領域の変異や，核 DNA がコードする SURF1 遺伝子変異を認めるほか，ミトコンドリア DNA には異常がない症例もあるなど，原因はいまだ不明である．遺伝子幹や基底核に壊死性病変を呈する亜急性脳症であり，筋力低下，筋緊張低下，発達遅滞，けいれん発作，呼吸障害などを乳幼児期に発症する．上記のメラスと同様に脳梗塞を思わせる壊死性病変が多発することが特徴であり，大脳では線条体や視床下核，脳幹では黒質，下丘，中脳水道周囲，橋被蓋などが好発部位である．

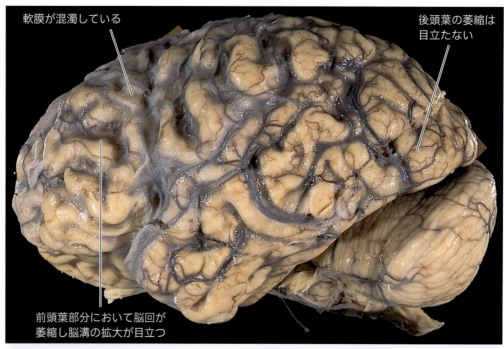

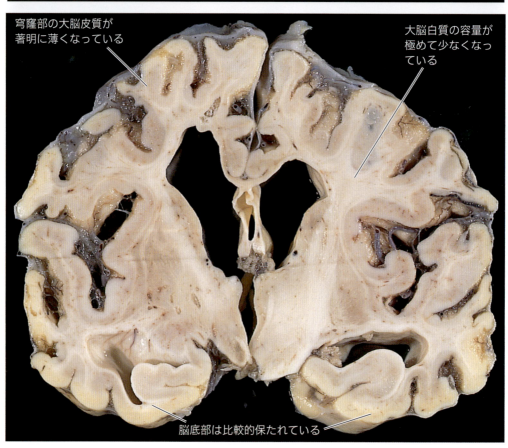

6 ファー病 Fahr disease

石化化が大脳基底核（線条体，淡蒼球）や小脳歯状核に好発する原因不明の疾患であり，沈着部位は白質調を呈する．同様の部位に石灰化をきたし，かつ，アルツハイマー神経原線維変化（リン酸化タウの蓄積）が高度に形成される疾患もあり（石灰化を伴うびまん性神経原線維変化病），ファー病と鑑別を要する．

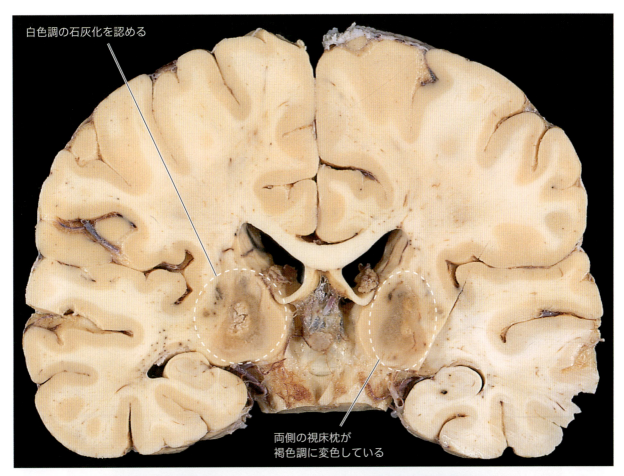

白色調の石灰化を認める

両側の視床枕が褐色調に変色している

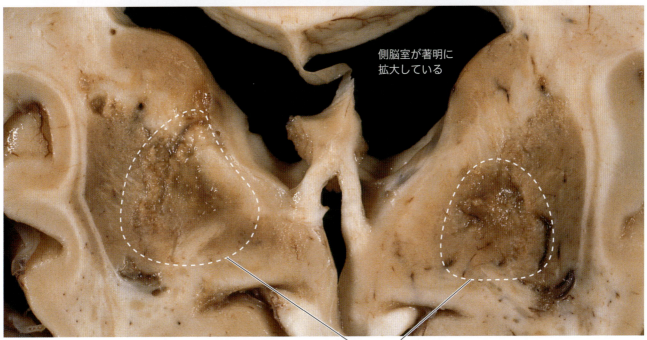

側脳室が著明に拡大している

大脳基底核に石灰沈着を認め，全体として褐色調を呈している

7 パントテン酸キナーゼ関連神経変性症
pantothenate kinase-associated neurodegeneration (PKAN)

ハラーフォルデン・スパッツ病と言われていた疾患であり，パントテン酸キナーゼ2の遺伝子変異，カルシウム非依存性6群のホスフォリパーゼ2の遺伝子変異，フェリチン軽鎖の遺伝子変異，セルロプラスミンの遺伝子変異，ムコリピン1の遺伝子変異などが知られている．鉄代謝異常があり，大脳基底核，中脳黒質，小脳歯状核は鉄沈着のため，高度な褐色調を呈することが特徴である．

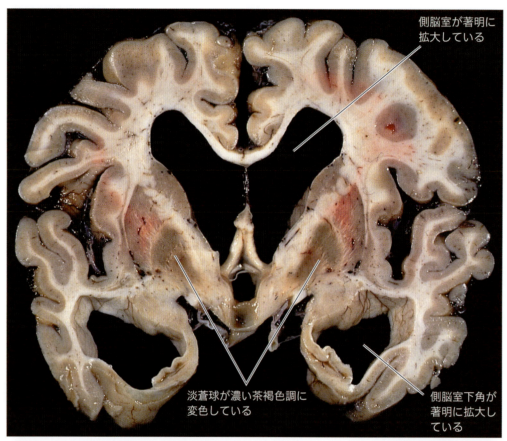

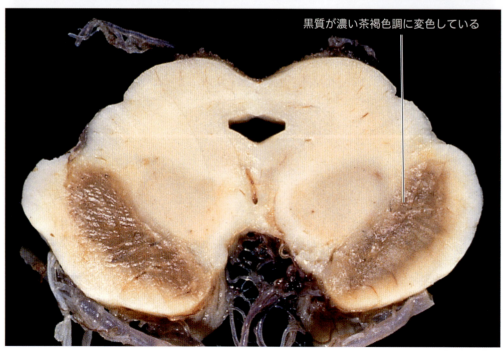

8 ウェルニッケ脳症 Wernicke encephalopathy

ビタミン B_1 すなわちサイアミンが欠乏することによる栄養障害性疾患であり，基礎疾患としてアルコール中毒，悪性腫瘍，腎不全，妊娠中毒症などに伴うことが多い．大脳では乳頭体，視床下部などの第三脳室周囲の領域，及び，中脳水道周囲灰白質，第四脳室壁周囲などに小出血を伴う軟化を認め，ほぼ左右対称であることが多い．

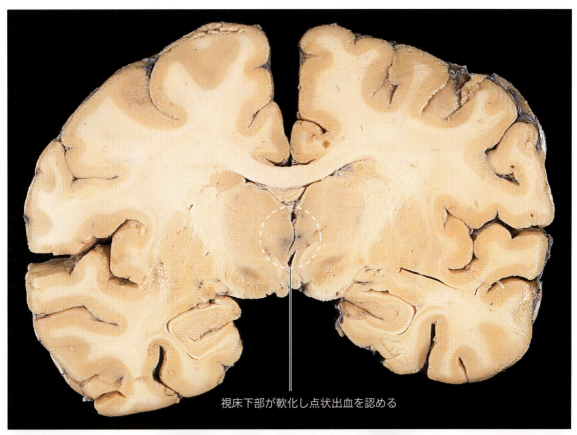

視床下部が軟化し点状出血を認める

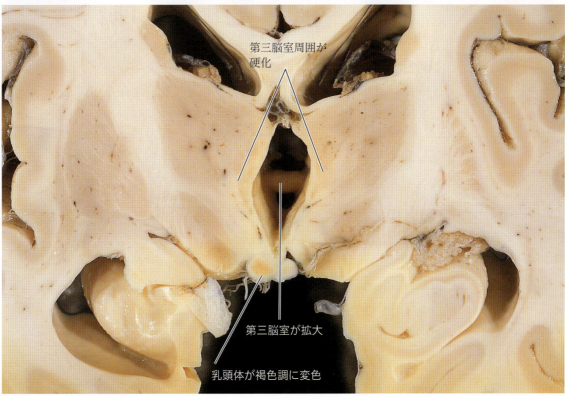

第三脳室周囲が硬化

第三脳室が拡大

乳頭体が褐色調に変色

G 脱髄疾患

1 多発性硬化症 multiple sclerosis (MS)

脱髄疾患の代表である．自己免疫に関する遺伝子異常，ウイルス感染による誘発などが原因として想定されているが，確定されていない．脱髄斑はその境界が比較的明瞭であることが特徴である，肉眼的には判別しにくいものもある．ややゼラチン様に見えるものから，軟化した状態までさまざまである．肉眼所見の違いは，急性期，亜急性期，慢性期，再生期など，病期によって脱髄病変の性質が異なるからである．

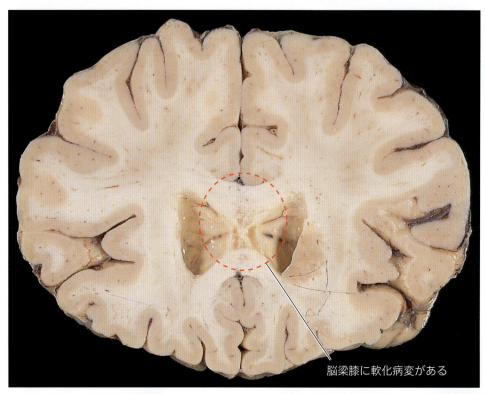

脳梁膝に軟化病変がある

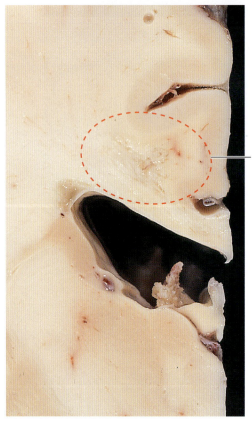

脳梁から半卵円中心部にかけて境界が比較的明瞭な軟化病変がある

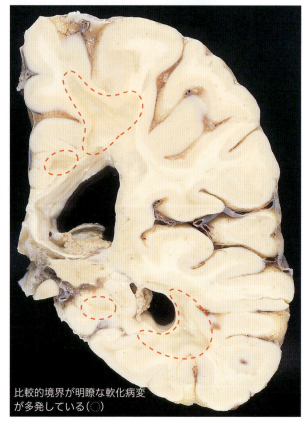

比較的境界が明瞭な軟化病変が多発している（○）

2 マルキアファーバ・ビニャミ病 Marchiafava-Bignami disease

ワインなどの飲酒との関係が示唆されている脱髄疾患であるが，原因は確定されていない．脳梁，前交連，視神経など，長い線維路の髄鞘が冒される傾向にあり，特に脳梁では，全体の厚さの中心部が脱髄する所見が特徴的である．慢性期においては脳梁は菲薄化するので，頭部外傷のびまん性軸索損傷と類似する．

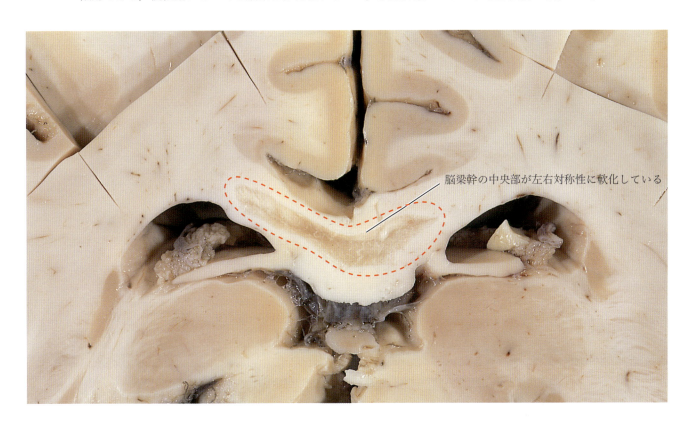

脳梁幹の中央部が左右対称性に軟化している

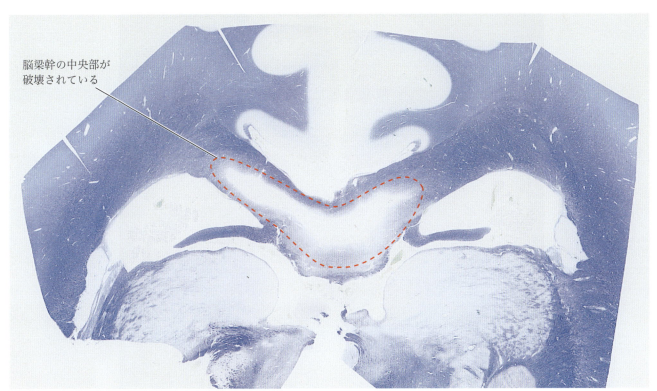

脳梁幹の中央部が破壊されている

クリューバ・バレラ染色

3 急性散在性脳脊髄炎 acute disseminated encephalomyelitis (ADEM)

ウイルス感染やワクチン接種後に急激に発症する脱髄を伴う脳脊髄炎である．脳は浮腫により高度に腫れ，また，白質を中心に軟化する．出血を伴う場合もある．

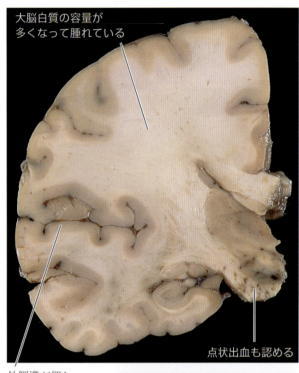

大脳白質の容量が多くなって腫れている

点状出血も認める

外側溝が押しつぶされている

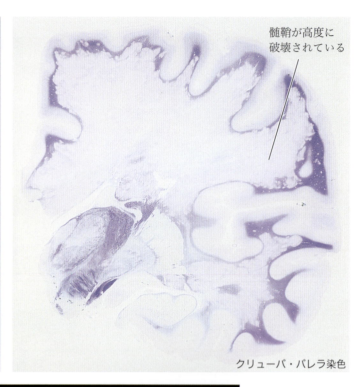

髄鞘が高度に破壊されている

クリューバ・バレラ染色

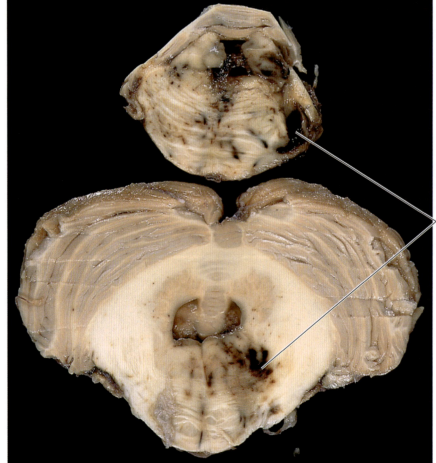

脳幹部も圧迫されて出血を認める

H プリオン病
1 孤発性クロイツフェルト・ヤコブ病 Creutzfeldt-Jakob disease (CJD)

脳内にある正常プリオン蛋白（PrP）が，構造変化を起こして異常プリオン蛋白（PrP^{Sc}）として蓄積する病態がプリオン病であり，代表的なものが孤発性クロイツフェルト・ヤコブ病である．大脳皮質・白質は著明に萎縮し，脳溝も拡大し脳回が尖って見えることもある．

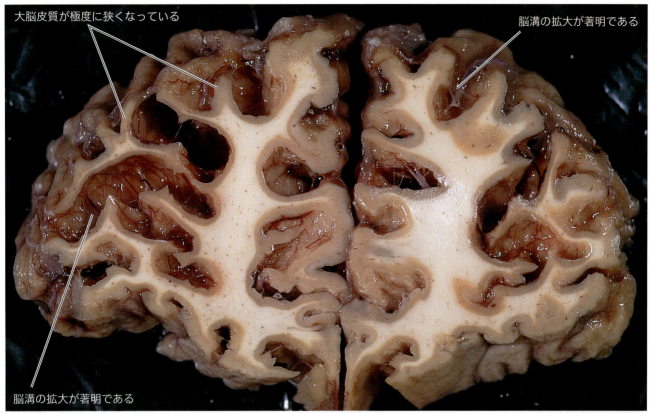

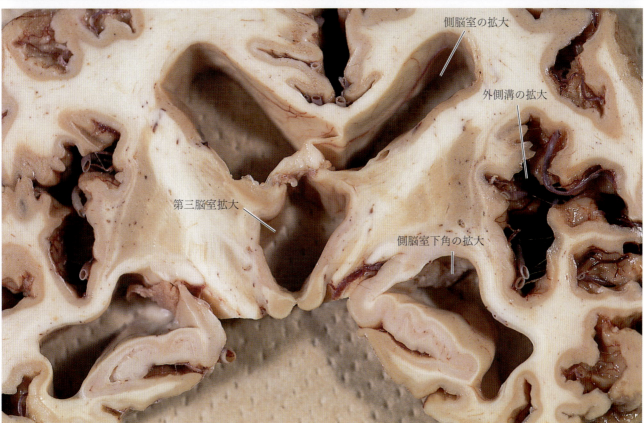

I 頭部外傷

1 脳挫傷 brain contusion

頭部に外力が加わり，それによって頭蓋内にある脳に，比較的局所性の組織破壊が生じるものが脳挫傷で，一般に鈍的頭部外傷と言う．外力が加わった頭部の直下の脳挫傷はクー型脳挫傷と言われ，外力が加わった部分より遠位側に生じる挫傷はコントラクー型脳挫傷と言われる．前頭部に外力が加わった場合，前頭葉に挫傷が生じるのが前者で，後頭葉に挫傷が生じるのが後者である．

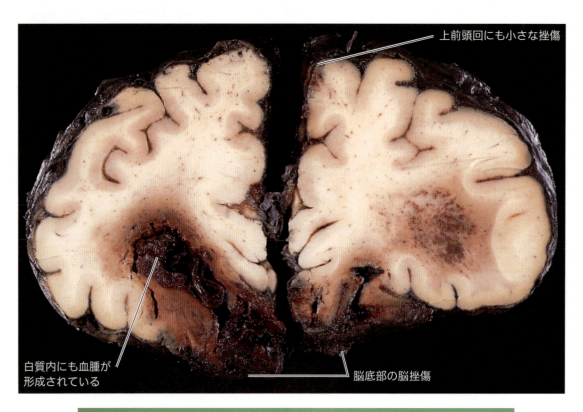

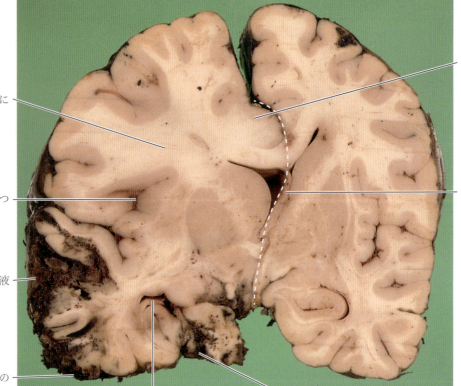

2 脳裂傷 cerebral laceration

一種の脳挫傷であるが，外力によって脳実質そのものの一部が裂けた状態である．

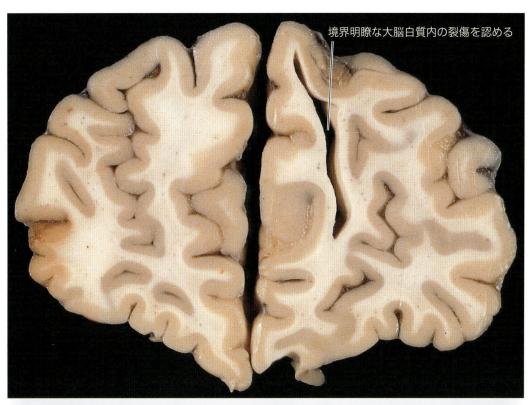

境界明瞭な大脳白質内の裂傷を認める

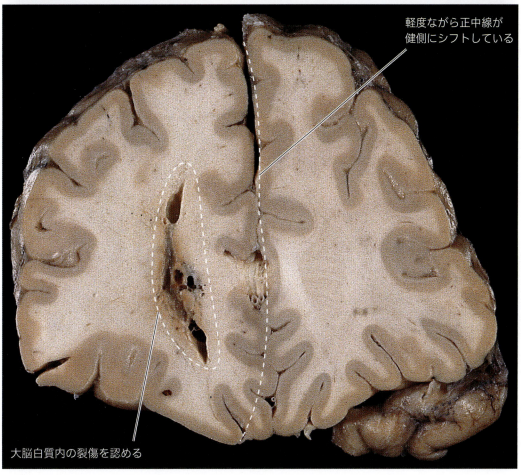

軽度ながら正中線が健側にシフトしている

大脳白質内の裂傷を認める

3 びまん性軸索損傷 diffuse axonal injury

頭蓋が急激に回転するような鈍的頭部外傷を受けた場合，頭蓋内で脳が急激に回転することにより，脳梁や小脳脚など，比較的神経路が長い部分にストレスが加わり，線維の断裂が生じる場合がある．本疾患名は，臨床領域においては，外傷により重篤な臨床像になっているにもかかわらず，脳挫傷や脳出血がないような乖離例に用いられるが，病理学的には上記したような状態を意味している．

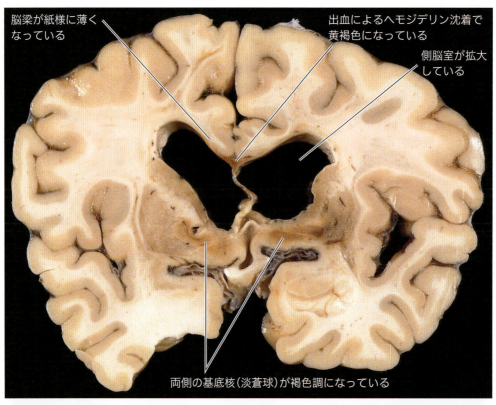

脳梁が紙様に薄くなっている
出血によるヘモジデリン沈着で黄褐色になっている
側脳室が拡大している
両側の基底核（淡蒼球）が褐色調になっている

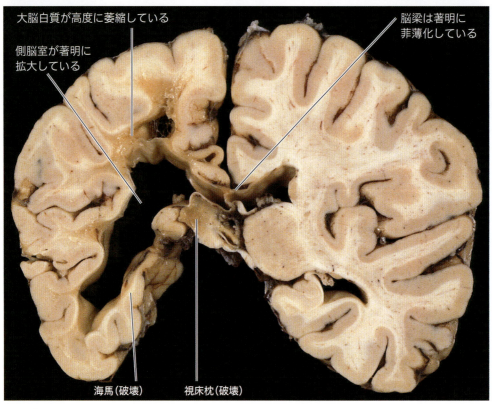

大脳白質が高度に萎縮している
脳梁は著明に菲薄化している
側脳室が著明に拡大している
海馬（破壊）　視床枕（破壊）

4 脳幹部外傷 brain stem injury

外力が脳幹部に伝わると当然，脳幹部の挫傷が生じるが，外傷に起因した脳浮腫などの影響で，大脳脚や被蓋部の脳幹部分がテント切痕に押し付けられて挫傷が生じる場合がある．

中脳被蓋部の側面が欠損している

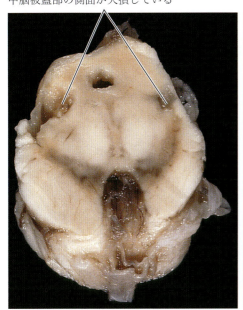
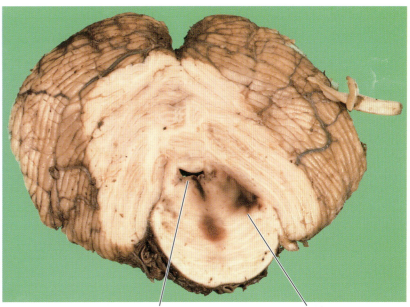

第四脳室がつぶれている　　橋被蓋が出血している

歯状核が黄褐色調になっている（上小脳脚変性による逆行性変性）

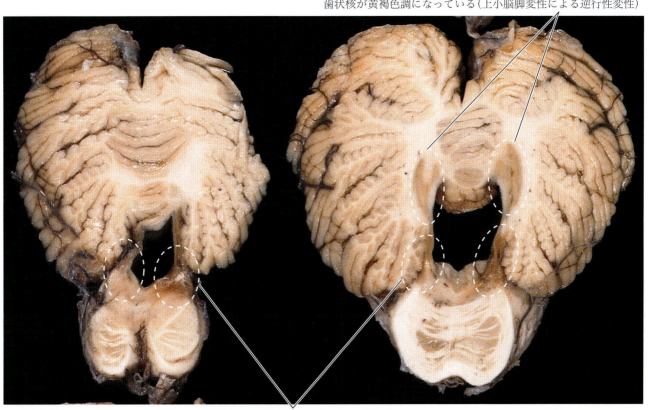

両側の上小脳脚が著しく薄くなっている

索引

数字

1 型滑脳症　104
2 型滑脳症　105

欧文

A

acute cerebral infarction　46, 47, 48
acute disseminated encephalo myelitis
　134
AD（Alzheimer disease）　74
ADEM（acute disseminated
　encephalomyelitis）　134
adrenoleukodystrophy　124
AIDS leukoencephalopathy　70
ALD（adrenoleukodystrophy）　124
ALS（amyotrophic lateral sclerosis）
　90
Alzheimer disease　74
amyotrophic lateral sclerosis　90
Arima syndrome　114
arteriosclerosis　55

B

basket brain　119
brain contusion　136
brain stem hemorrhage　60
brain stem injury　139

C

cardiac arrest encephalopathy　45
CBD（corticobasal degeneration）　78
cerebellar infarction　59
cerebral aneurysm　56
cerebral cryptococcosis　73
cerebral embolism　46
cerebral laceration　137
cerebral thrombosis　46
Chiari malformation　97

CJD（Creutzfeldt-Jakob disease）　135
corticobasal degeneration　78
Creutzfeldt-Jakob disease　135

D

dementia with Lewy bodies　83
dentato-rubro-pallido-luysian atrophy
　86
diffuse axonal injury　138
DLB（dementia with Lewy bodies）
　83
DRPLA（dentato-rubro-pallido-luysian
　atrophy）　86

F

Fahr disease　129
focal cortical dysplasia　113
Fukuyama-type congenital muscular
　dystrophy　106

H

HD（Huntington disease）　88
herpes simplex encephalitis　69
holoprosencephaly　95
Huntington disease　88

I

idiopathic Parkinson disease　82
infantile anoxic encephalopathy　115
intracerebral hemorrhage　61, 62

J K

JC ウイルス　73

Krabbe disease　122

L

lacunar infarction　51
Leigh encephalopathy　128
lissencephaly type 1　104
lissencephaly type 2　105

M

Machado-Joseph disease　84
Marchiafava-Bignami disease　133
megalencephaly　102
MELAS（mitochondrial
　encephalopathy, lactic acidosis
　and stroke like episodes）　126
metachromatic leukodystrophy　123
microencephaly　100
mitochondrial encephalomyopathy
　126
mitochondrial encephalopathy, lactic
　acidosis and stroke like episodes
　126
MLD（metachromatic
　leukodystrophy）　123
Moyamoya disease　56
MSA（multiple system atrophy）　79
MS（multiple sclerosis）　132
multiple cerebral infarction
　52, 53, 54
multiple sclerosis　132
multiple system atrophy　79

O P

old cerebral infarction　47, 49, 50

pantothenate kinase-associated
　neurodegeneration　130
Pick disease　75
PKAN（pantothenate kinase-
　associated neurodegeneration）
　130
PML（progressive multifocal
　leukoencephalopathy）　73
polymicrogyria　108, 109
progressive multifocal
　leukoencephalopathy　73
progressive supranuclear palsy　77

PSP（progressive supranuclear palsy） 77

purulent meningitis 64
purulent ventriculitis 66

S

SCA（spinocerebellar ataxia） 89
siderosis 57
spinocerebellar ataxia 89
SSPE（subacute sclerosing panencephalitis） 67
status marmoratus 120
subacute sclerosing panencephalitis 67
subarachnoidal hemorrhage 42

T

tuberculous meningitis 71
tuberous sclerosis 110

W X

Wernicke encephalopathy 131

X連鎖型副腎白質ジストロフィー 124

和文

あ

アストロサイト斑 78
アルツハイマー病 74
亜急性硬化性汎脳炎 67
有馬症候群 114

い

異染性白質ジストロフィー 123
一次運動野 10
一次視覚野 10, 11

う

ウィリス動脈輪から分枝する動脈 13〜15
ウェルニッケ脳症 131

え お

エイズ白質脳症 70
延髄 31, 34

オリーブ橋小脳萎縮症 79

か

下オリーブ核を通る矢状断面 35
下丘 19
下小脳脚 32
化膿性髄膜炎 64
化膿性脳室炎 66
架橋静脈 3, 6, 42
海馬 21, 26
　―― を通る矢状断面 30
海馬采 19, 21
外側膝状体 19

き

キアリ奇形 97
基底核 62
　――（下部）を通る水平断面 28
　――（上部）を通る水平断面 28
基底核尾側 26
基底核吻側 25
基底核変性 121
急性散在性脳脊髄炎 134
急性脳梗塞 46〜48
巨脳症 102
胸髄 40
橋 31, 34
筋萎縮性側索硬化症 90

く

クラッベ病 122
クリプトコッカス脳症 73
くも膜 4, 6
　――，小脳の 5
くも膜下腔 6
くも膜下出血 42
くも膜顆粒 4

け

頸髄 39, 40
　―― の横断面 40
結核菌 71
結核性髄膜炎 71
結節性硬化症 110
限局性皮質異形成 113

こ

孤発性クロイツフェルト・ヤコブ病 135
孔脳症 98
後下小脳動脈 12

（右列）

後交通動脈 12
後根神経節 39
後大脳動脈 12, 15, 47
硬膜 2, 3, 6, 39
　―― の動脈 6
黒質 17

さ し

サイトメガロウイルス 100

シヌクレイノパチー 79, 82, 83
シャイ・ドレーガー症候群 79
ジェンナリ線 11
ジデローシス 57
視床外側を通る矢状断面 30
視床枕 20, 26
視床内側を通る矢状断面 29
視神経 12, 14, 18, 19
歯状核赤核淡蒼球ルイ体萎縮症 86
柔膜 4, 6
粥状硬化 55
小脳 16, 19, 31, 32, 109
　―― の外観 36
　―― のくも膜 5
　―― の硬膜 5
　―― の推奨切り出し部 38
　―― の軟膜 5, 16
　―― の腹側面 36
小脳梗塞 59
小脳髄症 100
小脳虫部 114
小脳テント 3, 5
上丘 19
上矢状洞 2, 6
上小脳脚 32
上小脳動脈 12
心停止後脳症 45
進行性核上性麻痺 77
進行性多巣性白質脳症 73

す せ

水平断，大脳 24

赤核 16, 17
脊髄
　―― の外観 39
　―― の腹側面 39
脊髄小脳失調症3 84
脊髄小脳失調症6 89
脊髄小脳失調症17 89

索引　143

仙髄　39, 40
線条体黒質変性症　79
線条体頭部　25
全前脳胞症　95
前下小脳動脈　12
前額断, 大脳　23
前交通動脈　12
前脊髄動脈　39
前大脳動脈　12, 14, 50, 52
　── からの分枝　14
前頭前動脈　48

そ

側頭葉極　13
側頭葉底部を取り去った外観　19
側頭葉内側を取り去った外観　18
側脳室　22
側脳室後角　47
側脳室上部を通る水平断面　27
側脳室内部　20

た

多系統萎縮症　79
多小脳回　108, 109
多発性硬化症　132
多発性脳梗塞　52〜54
帯状溝辺縁部　9
大脳　16, 17, 108
　── の観察　8
　── の切り出し　23
　── の切り出し（水平断）　24
　── の切り出し（前額断）　23
　── の推奨切り出し部　37
　── の全水平断面　37
　── の全前額断面　37
　── の内部構造　20
　── を覆う硬膜　2
　── を覆う軟膜　4
大脳外観の観察　7
大脳割面・矢状断　29, 30
大脳割面・水平断　27
大脳割面・前額断　25, 26
大脳鎌　3
大脳脚　16
大脳脚中央を通る矢状断面　35
大脳穹窿部の水平断面　27
大脳内側面　20
大脳皮質　6
大脳部の外観　2
大脳辺縁系　21

大理石紋様　120
第三脳室　22
第四脳室　32, 33

ち

中小脳脚　32
中心後回　8, 9
中心後溝　8
中心前回　8, 9
　── の同定法　8
中心前溝　8
中心前溝動脈　48
中大脳動脈　12, 13, 48, 49, 52
　── からの分枝　13
中大脳動脈領域　46
中脳　17, 31, 34
陳旧性脳梗塞　47, 49, 50

つ　と

椎骨動脈　12

トキソプラズマ　100
トリプレットリピート病
　　　　　　84, 86, 88, 89
動脈硬化　55
動脈瘤　56
特発性パーキンソン病　82

な

内頸動脈　12
内側膝状体　19
内包　17
軟膜　6

に

乳児期無酸素性脳症　115
乳頭体　18, 23, 25

の

脳回　4
脳幹　16, 19, 31, 32
　── の横断面　35
　── の外観　33
　── の切り出し　34
　── の矢状断面　35
　── の推奨切り出し部　38
　── の側面　35
　── を取り去った外観　18
脳幹出血　60
脳幹背面からの外観　19

脳幹部外傷　139
脳弓脚　21
脳血栓症　46
脳挫傷　136
脳実質内出血　61
脳出血　62
脳塞栓症　46
脳底動脈　12
脳底部　18
　── の血管の外観　12
　── の構造　16
　── の動脈　12
脳梁幹　19, 26
脳裂傷　137

は

ハラーフォルデン・スパッツ病　130
ハンチントン病　88
バスケットブレイン　119
パントテン酸キナーゼ関連神経変性症
　　　　　　　　　　　　130
馬尾　39

ひ

ヒト免疫不全ウイルス　70
ピック病　75
びまん性軸索損傷　138
皮質基底核変性症　78
被殻　25
尾状核　20, 25

ふ

ファー病　129
ブロードマン4野　10
ブロードマン17野　10, 11
ブロードマン脳地図　10
プリオン病　135
副腎白質ジストロフィー　124
腹側面, 小脳の　36
福山型先天性筋ジストロフィー　106

へ　ほ

ヘモジデリン　57, 58
ヘルペス脳炎　69
辺縁系, 大脳　21

房様アストロサイト　77

ま

マシャド・ジョセフ病　84

マジャンディー孔　33
マルキアファーバ・ビニャミ病　133
麻疹ウイルス　67

み　め

ミトコンドリア脳筋症　126, 128

メラス　126

も

モンロー孔　22

もやもや病　56

よ

腰髄　39, 40
　── の横断面　40

ら　り

ラクナ梗塞　51

リー脳症　128

両側中大脳動脈末梢　53

る　れ

ルシュカ孔　33

レビー小体型認知症　83